信州松本
赤ひげ先生
心得帖

医学博士
松岡 健

KKロングセラーズ

はじめに

今までの人生、医者及び大学人として、色々なことがありました。
私の働いてきた病院は、
東京医科大学
防衛医科大学校
信州大学
国立がんセンター
医療法人葵会
総合東京病院
などです。
多くのものを得ることができましたが、多くのものを失うこともありました。
波乱万丈の人生です。
何度も落ち込み、そのたびに乗り越えることができたのは、「陽転思考」と「縁を大切にする」ことがあったからです。
裏切られたこともありました。
しかし、縁を大切にし、陽転思考であったからこそ、今も楽しく仕事ができています。
なぜ自分は働き続けるのでしょうか。
食べるために働くのではありません。
仕事を通じて、人の役に立つためです。
それが真理です。
その自分の志を多くの方々に伝えていきたいという思いで、この一作を著しました。

二〇二四年新春

松岡　健

目次

2章　心に残る恩師とダイバーシティ（多様性）教育

3章　健全な医療　心を揺さぶる医療

4章　病院経営の心得

5章　アートと医

6章 人生一〇〇年時代 健康寿命の心得

プロローグ

私の原点　医家に育って

陽転思考の原点　母を明るくするために

私の波乱万丈の人生は、出生時から始まりました。

妊娠中の母が結核であったため、無事に出産できるか危ぶまれた中での誕生でした。名前は、健康の『健』と名づけられました。

昭和二一年、戦後のどさくさの中、私が無事にこの世に生を受けることができたのも、母の主治医の故戸塚忠政先生（信州大学第一内科教授）のご加療のお陰でした。

二五年後、私が医師になり、縁あって入局した信州大学第一内科の主任教授が、私の出生時を知る戸塚忠政先生であることなど、知るよしもありません。

私が小学校一年生の時、父母が離婚し、母の実家である松岡家（旧松岡医院）に戻りました。

母はその後、うつ状態となりました。

ある日、私を連れて蒸気機関車に飛び込もうとしました。飛び込む直前、私は繋いでいた母の手を、ぐっと後ろに引きました。ここで母は正気に返り、思い止まったのです。母を連れて、必死に帰宅したことを今でも鮮明に覚えています。

その時から、私は変わりました。

母が二度と蒸気機関車に飛び込もうとしないように、母を明るくするために、自分が陰にならないように。無意識に、太陽のように明るく物事を見るようになり、楽観主義者となっていったのです。

長じて、現在のパナソニックホールディングスの創業者、松下幸之助氏の生い立ちとその考え「陽転思考」を知りました。物事に対して明暗のどちらを見るかによって、結果は大きく違ってくるというものです。

幼いころから私がとってきたのは、まさに「陽転思考」でした。

母の手を後ろに引いたあの日。

私の陽転思考の原点です。

母は強し　運動会のほろ苦い思い出

小学生の時は、もっぱらガキ大将の悪ガキでした。母子家庭であったため、母親を泣かせてばかりいました。医師であった祖父松岡伊三郎は、父親代わりでしたが、私の好きなようにやらせてくれて無干渉でした。

信州大学附属松本小学校に入学し、勉強は中くらいでしたが、運動は大好きで、寒い冬でも外を飛び回っていたものです。松本市の深志神社では、長靴に竹スキーを付けて楽しみ、学校の校庭にはスケートリンクが出来ていたため、下駄スケートで遊んでいました。

運動会はいつも花形でした。

小学校一年の時、母と別れた父の姿を校庭の隅に見つけました。別れてからは、離れて暮らしていましたが、私を見ることが出来るのは運動会だけだったのか、父は、遠くから私を見ていました。

その視線を思い出すと、ほろ苦さが心に広がります。

家族を捨て、好きな女性に走った父を許せた瞬間が、あの運動会だったのかも知れません。

運動会で最も忘れられないのは、やはり母の握り飯が美味であったことです。

母は、どんなことがあっても、一番強しです。

自主と自由を重んじる松本深志高校
——松本深志高校の教え、深い志とは！

物事には、本質や原点など、変えてはいけない「芯」があります。そのことを曲げられない人は、とかく融通性がない、頑固者である、などと言われます。

例えば、物事において、自分の志を曲げて嫌悪感に陥ってしまう……。上司の命令に妥協することが出来ず、そのために出世出来なくなるタイプ……。これらが松本深志高校の卒業生です。志や原点を曲げないほうが、幸せと感じる卒業生が多いのです。

松本深志高校出身者は、清濁合わせ飲むというようなタイプでなく、自分の信念を貫く頑固者です。

自由と自治を重んじる校風で、校歌の中でも、

「自治を生命の若人は、強き力に生きるかな」

と歌われています。

　現在に至るまで私が深く交際している友人には、松本深志高校出身者が多くいます。弁護士や税理士、写真家、お菓子屋など、初対面から、深志高校卒という免罪符で皆お互い気心も知れているのです。それ故に、交わっていると楽しいものです。

　卒業後四〇周年の同窓会は、恩師を呼んで大々的に行われました。同窓会ではその学年、その学年で、最も社会で評価され、影響を与えた卒業生の講演がありました。我々の学年（昭和四〇年一七回卒）は、バッハの権威と言われた音楽学者の故磯山雅君が栄えある講演を行ってくださり、とても感動しました。

　三年後輩（昭和四三年二〇回卒）の卒業後四〇周年講演者は、元東京医科大学精神科学主任教授であり、元副学長の飯森眞喜雄先生と聞いています。先生のライフワークは、世界的に評価される精神芸術療法であり、それが認められたのでしょう。（『芸術療法』飯森眞喜雄著　日本評論社刊　二〇一九年）

　信濃教育の深い志を感じます。

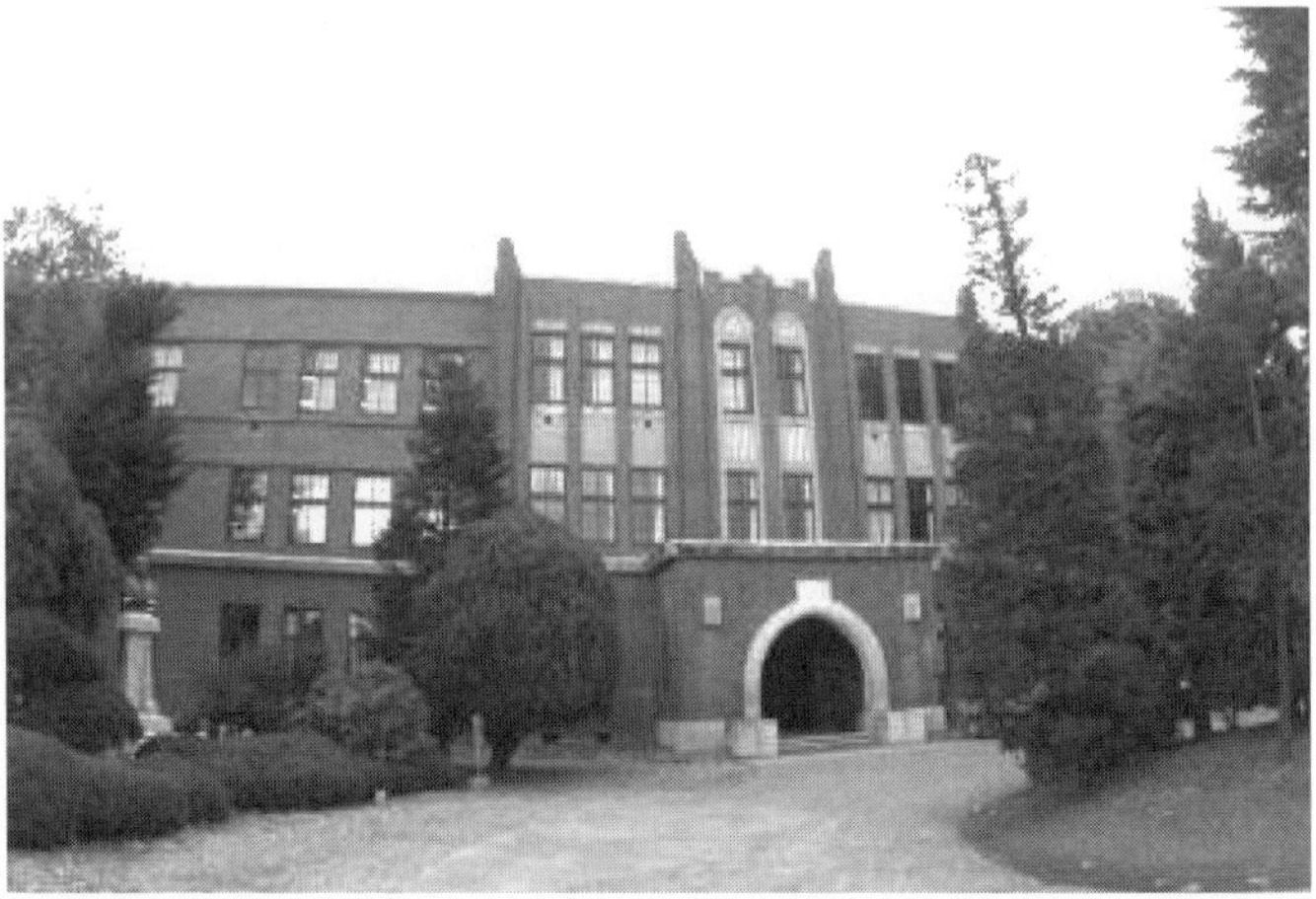

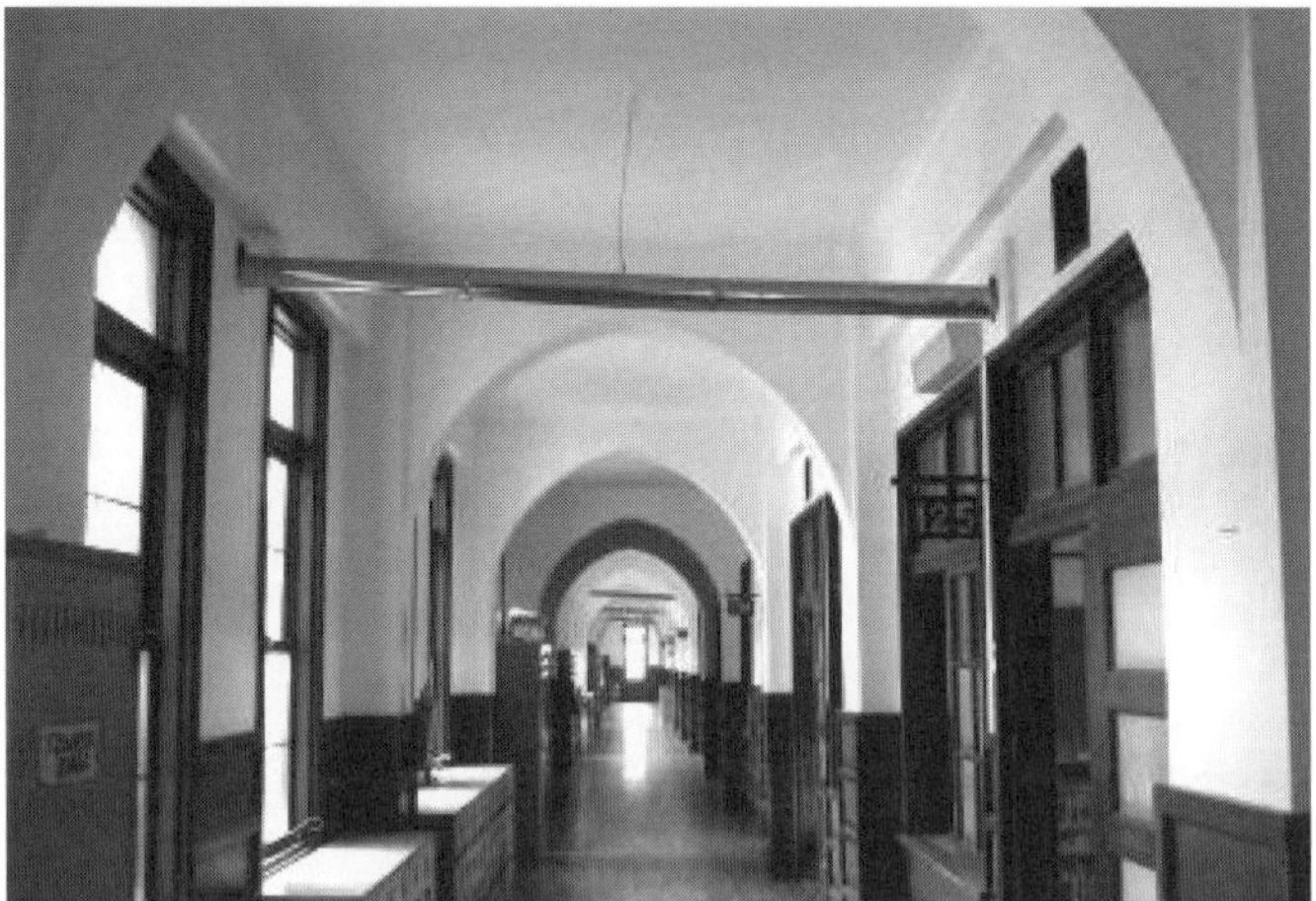

長野県松本深志高等学校管理普通教室棟（文化庁登録有形文化財、昭和８年建築）松本のたからホームページより
http://takara.city.matsumoto.nagano.jp/national/028.html

未来は分からない　東京医科大学入学式の節目

私の大学入学式には、松本から母が出席してくれました。母の嬉しそうな顔を今でも忘れることが出来ません。母子家庭で、やっとここまで成長した、という安堵感で一杯だったのでしょう。

一方の私は、不本意の入学式でした。国公立の医学部を受験し二年間浪人したものの、すべて失敗してしまい、合格できたのが東京医科大学でした。

式の後のことを、今でも思い出します。日本育英会の奨学金ガイダンスがあったのですが、そこに出席したのは、S君と私の二人きりでした。ここは金持ちの医者の子女が入学する医科大学であり、私のような母子家庭で、高校生の頃から日本育英会の奨学金をうけているような学生の入学する大学ではないことを実感したのです。

まさかその後、主任教授になって一六年間も奉職するとは、夢にも思いませんでした。

一二〇人の同級生がいましたが、女子学生は、たったの五人でした。その中に一人、チャーミングな子がいるなぁ…と、入学式で初めて見たときに感じたその同級生と、熱烈な恋をし、生涯の伴侶になるとは、その時の私には知る由もありませんでした。

1章

松岡医院の家訓心得とOSCE

信州松本の赤ひげ先生　祖父松岡伊三郎
――「紙幣は後頭部に貼りなさい」

長野県松本城の東南の鍛冶町に、大正一三（一九二四）年に建てられたモダンな洋風の旧松岡医院があります。現在は、文化庁登録有形文化財、松本市近代遺産として登録され、かわかみ建築設計室として利用されています。

旧松岡医院の院長である祖父伊三郎は、背広にネクタイ、ピンと立てたカイゼル髭で、颯爽と自転車に乗り往診をしていました。その姿は、町でも有名だったそうです。

現代は、どこの医療機関でも、保険請求は月初めです。それゆえ、事務は月初めが忙しいものです。

昔は、医療保険制度が発達しておらず、請求は看護師が患者さん宅を回るものでした。月末になると、看護師が集金帳を持ち、自転車に乗って集金するのです。

帰りの自転車の荷台には、お金の代わりに、栗やりんごや野菜がいっぱい載っており、よき時代でもありました。

花柳病にかかった花街の女性、鍛治屋職人や石屋職人等々……医院には、木札の待ち番号を配るほど患者さんであふれていました。

その割に、祖父は裕福でなかったように思います。

祖父は、お金に困っている患者さんからは治療費を取らなかったそうです。それゆえ、祖父は長野県松本市の「赤ひげ先生」と言われていました。

経済観念は弱いようで、株や小豆相場にて、「株屋に騙された」とこぼしていました。

「相場には手を出すな」が口癖の祖父でした。

また
「医者は、紙幣を額に貼らず、後頭部に貼りなさい」

と言っていました。

医者はお金儲けに走らず、派手にせず、控えめにしなさい、という教えです。

松岡家の開業医家訓
――医師としての心得

現在、長野県松本市には、本家筋に当たる精神科を主体とする松岡病院と、分家筋に当たる松岡小児科医院があります。松岡病院は、第八代松本市長松岡文七郎を輩出しました。文七郎は祖母の弟です。

松岡と名乗る親戚医師が、一五人以上いて医療の話には事欠きません。

私は松岡医院の跡継ぎでした。東京医科大学卒業後、信州大学付属病院に奉職したものの、東京医科大学で教育職となりました。そのため、祖父伊三郎の松岡医院を継承することが出来ませんでした。

私自身医師になって、今日まで、医師であった祖父伊三郎を手本としてきました。

松岡家には家訓、医師としての心得があります。

威厳のある祖父の一言は金言であり、その偉大さは、幼少の時から心に刻まれています。

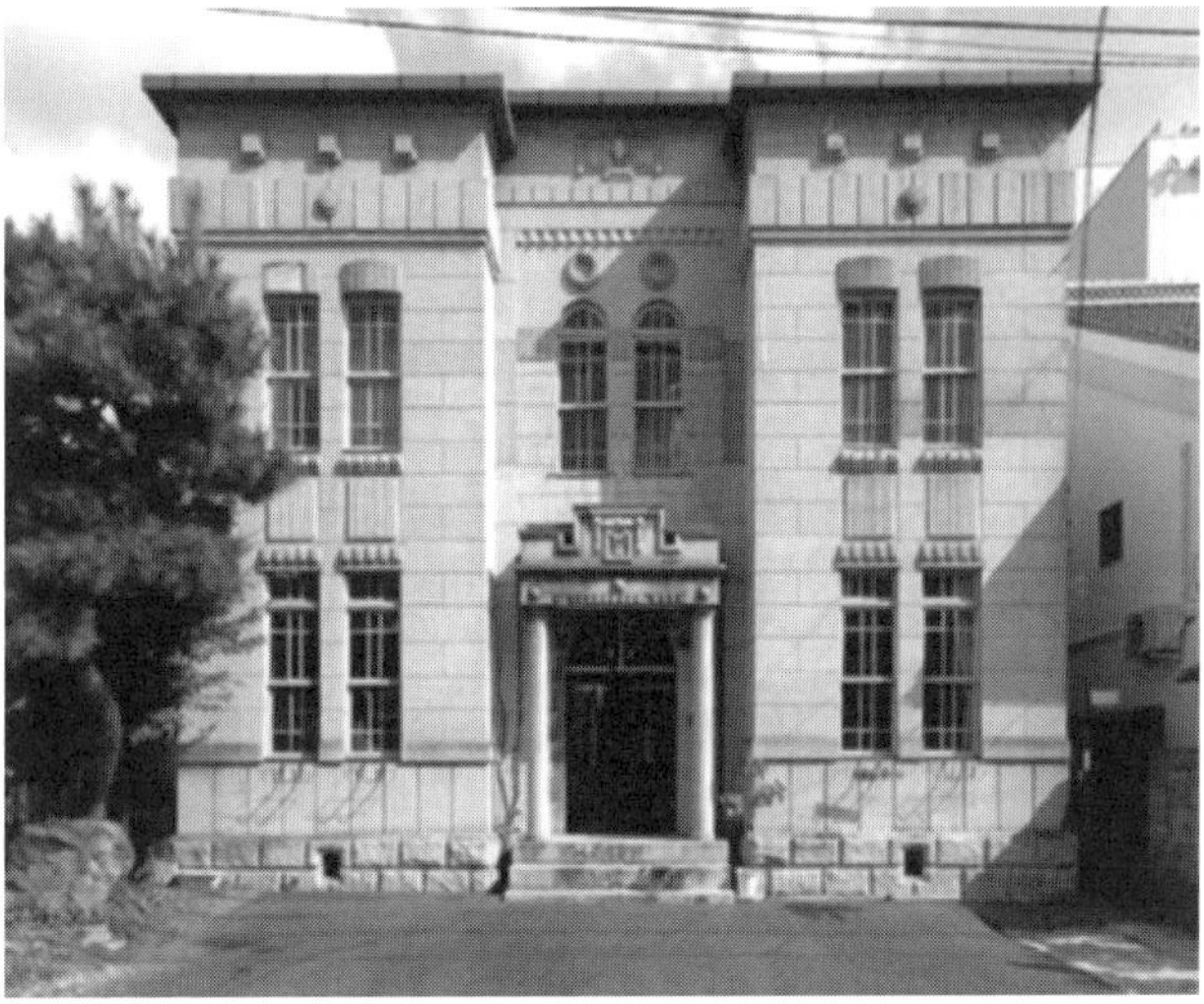

旧松岡医院　大正13年建築　【文化庁登録有形文化財】
【松本市近代遺産】（現在はかわかみ建築設計室）

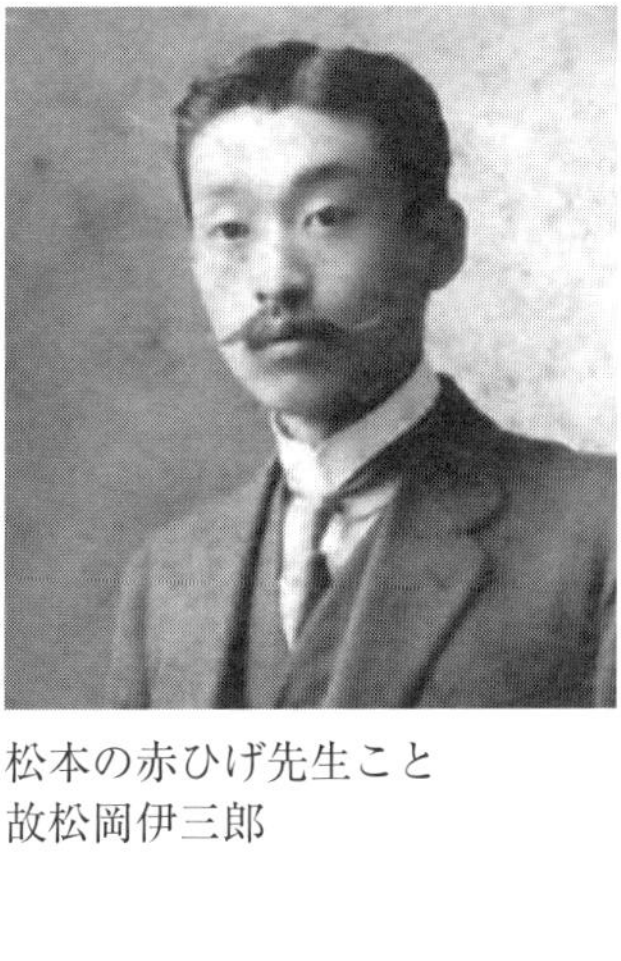

松本の赤ひげ先生こと
故松岡伊三郎

心得には、例えばこのようなものがあります。

「診察時は常にネクタイを着けなさい」
「患者さんの名前をおぼえなさい」
「患者さんの目を見つめながら話しなさい」
「何科でも、どんな患者さんでも、聴診をしなさい」

松岡家に残された家訓の精神は、コミュニケート技法とスキンシップの重要性です。

医師としてのマナーと基本技術
――イギリス生まれのＯＳＣＥと松岡家の家訓心得

縁あって、私は長い間、大学で医学教育に携わり、良医育成を行ってきました。教育現場にて、患者さんに接するマナー等の医療面接を学生に教える際、松岡家の家訓心得が極めて役に立ったことは言うまでもありません。

二〇数年前、東京医科大学主任教授として大学附属病院に勤務していた際、呼吸器内科研修医でありながら、理学的所見、特に聴診器を患者さんにあてて胸の音を聴こうとせず、データ本意で診断してしまう先生方に頭をかかえていました。

この解決法として、イギリス生まれのＯＳＣＥ（Objective Structured Clinical Examination：客観的臨床能力試験）を日本で初めて導入したテキストが『基本的臨床技能ヴィジュアルノート　ＯＳＣＥ』でした。

そして二〇〇三年に医学書院の坂口順一氏のお手伝いにて『基本的臨床技能ヴィジュアルノート　ＯＳＣＥなんてこわくない』が出版となりました。

まだ、インターネットが現在ほど発達していない時代でしたから、本書は、当時の医学生の間でベストセラーになりました。

この本の「医療面接」の「マナーとポイント」には、松岡家の家訓、祖父伊三郎の教えが生きています。

いくら知識を持っていたとしても、実際の患者さんを目の前にしたとき、身体が動かなければどうしようもありません。

ＯＳＣＥは、コンピュータを使った試験（Computer-Based Testing：ＣＢＴ）では評

価できない患者さんに対するマナーや態度、そして基本的な技能などの臨床能力を評価するために開発されたものです。

この試験は、模擬患者さんの協力を得て、実際の外来診察に沿った形で行われます。試験の内容は、医学生・歯学生が卒業までに身につけておくべき必須の実践的能力「医学教育モデル・コア・カリキュラム」「歯学教育モデル・コア・カリキュラム」に基づいています。

そのため、試験の内容は、実際の臨床ですぐに役立つもので、役立たないものは一つもないと言っていいでしょう。

二〇二三年から、臨床実習開始前後に行われるＯＳＣＥは卒業に必要な公的共用試験としてすべての医学生、歯学生に実施されています。

明治生まれの祖父が作った家訓の心得は、現代社会に脈々と受け継がれているのです。

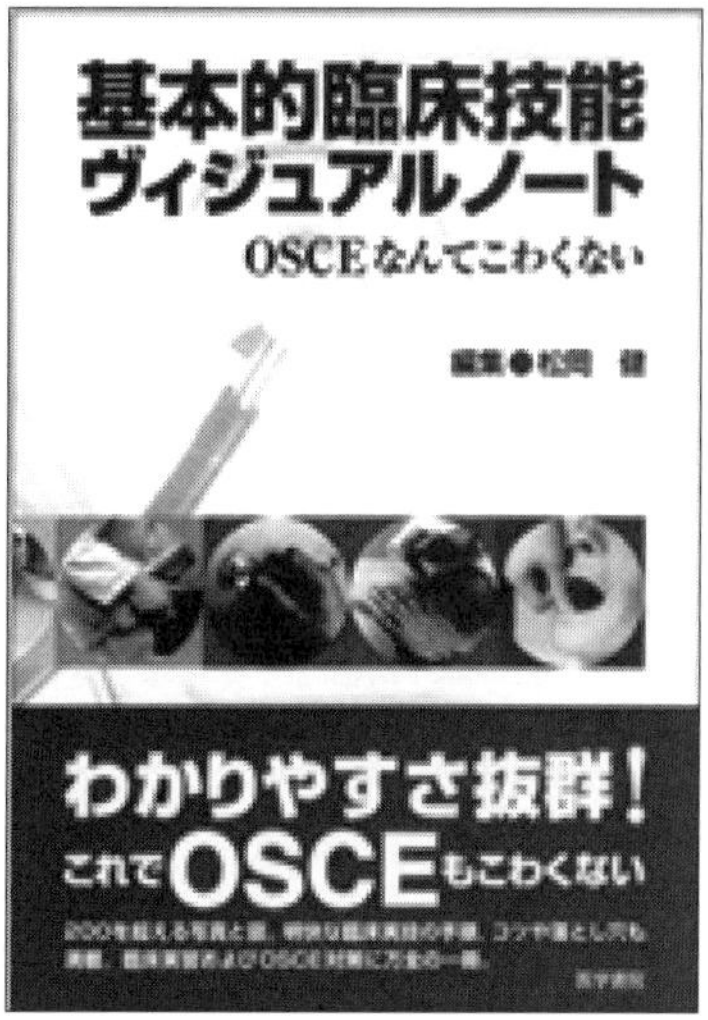

松岡健著（2003）医学書院

「診療参加型臨床実習に必要とされる技能と態度に関する学修・評価項目（第1.0版）」（2022年12月）

医療面接に生きる心得1
——診察時は常にネクタイをつけなさい

祖父は常に、頭髪や髭を整え、ネクタイを締めて外来診察、往診をしていました。一般的に、人に会う時は清潔にし、身なりを整えます。きちんとした身なりは、相手に対する敬意の表れであり、特に初対面の相手には好印象を与えます。

医師も例外ではありません。

祖父は、そのマナーを端的に

「診察時は常に常にネクタイをつける」

と伝えたのでしょう。

OSCEでは

「患者さんやご家族、実習施設の職員に不快感を与えず、清潔な印象を与える身だしなみ

を心がける」など、具体的な評価項目が挙げられています。

ＯＳＣＥは、点数をつけてその高低で順位をつけるものではありません。もっとも基本的な技能や態度が身についているかどうかを見るためのものです。

その評価項目「不快感を与えず、清潔な印象を与える身だしなみ」は、特別なことではなく、社会人として医療者として、日常で身につけておくマナーです。

医療面接に生きる心得２
――患者さんの名前を覚えなさい

「患者さんの名前（フルネーム）を覚えなさい」

というのが、祖父の教えです。

今では当たり前のことですが、大正から昭和の初めのころ、患者さんの名前をフルネームで覚えている医師はめずらしかったのではないでしょうか。今よりもずっと医師の地位が高かった時代です。その頃から、祖父は患者さんを「個人」として、また「客人」として敬っていました。

ＯＳＣＥの医療面接は、模擬患者さん（ＳＰ）相手に行われます。挨拶と名前の確認、自己紹介も評価の対象になっています。特にフルネームでの名前の確認は、コミュニケーションの第一歩です。

祖父の心得は、ＯＳＣＥでは次のように生きています。

【入室】
医療面接では、医師が患者さんをフルネームで呼び、診察室に迎え入れます。

【着席】
椅子を動かし、「どうぞお座りください」と着席をすすめ、座っている患者さんの真正面を避け、自分も着席します。

【挨拶と自己紹介】
患者さんと同じ目線で、「おはようございます」「お待たせしました」など初対面の挨拶のあとで、明確な発音で自己紹介をします。

【本人の確認】

患者さんに本人確認のためという目的を伝え、フルネームを名乗っていただきます。

ＯＳＣＥには、「次の方どうぞ」ではなく、氏名（フルネーム）で迎え入れることが明記されています。

医療面接　インタビューに生きる心得１
――患者さんの目を見つめながら話しなさい

問診をする際の祖父の心得は、

「患者さんの目を見つめながら話しなさい」

です。

祖父は、患者さんの目を見つめながら話し、また患者さんの目を見ながら丁寧に話を聞いていました。

挨拶はもちろんのこと、話している患者さんの目を見ることは、患者さんにとっては、自分の話を聞いてもらえているという安心感を与えます。

ＯＳＣＥでは、挨拶は同じ目線ですることとされています。**患者さんとの良好（共感的）なコミュニケーションとして、患者さんに話すとき、聞くときに適切なアイコンタクトを保つようにします。**

また、話を聞いているときに患者さんが気になることはしないことが大切です。時計を見たり、ペンを回したり、頬杖をついたりする動作は、患者さんに医師が自分の話をきちんと聞いてくれていないという印象を与えてしまうからです。

「目を見ながら話す」ということの中には、目を通して得る患者さんの情報「視診」も含まれています。

限られた診察時間の中で、患者さんの身長、体重などの体格や、顔色、肌の艶など診断に役立つ情報を見て取ることの重要性を祖父は示していたのです。

医療面接　インタビューに生きる心得2
——患者さんの姻戚関係を把握しなさい

松岡家の開業医心得の中に次の言葉があります。

「患者さんの姻戚関係者を把握しなさい」

祖父はご縁を大切にすることを、重んじていました。

一方で、医師としての祖父が言う「姻戚関係を把握する」ことには、もう一つの意味があります。

患者さんへのインタビューでは、詳しい症状の他、睡眠、食欲、便通、体重、月経、飲酒、喫煙、飲んでいる薬やアレルギーの有無などを聞き取ります。また、これまでにかかった病気（既往歴）などを、年代順に聞いていきます。

また、**家族歴、血縁家族と同居家族の違い（姻戚関係）を意識して聞きます。これは、**

症状に対する遺伝要因の他、生活環境などによる環境要因や心理要因の情報となるためです。

祖父の心得は、患者さんに姻戚関係を聞くことで、病気の診断に役立つ情報をつかむことでもあったのです。

医療面接 インタビューに生きる心得3
――患者さんも家族として扱いなさい

大正一三年に建てられた旧松岡医院には、床の間付きの病室が四つありました。内訳は、壱号／弐号／参号／伍号室で、四（死）号室はありません。ちなみに、私は参号室で産声を上げました。

病室はいつも患者さんで一杯でした。祖父は、入院患者さんに家族と同じように接していました。

心得に

「患者さんも家族として扱いなさい」

とあります。

むろん、医師として求められる能力として、患者さんを家族として扱うなどという項目は、どこにもありません。ただし、医師として求められる基本的な資質・能力の中に、診察技能と患者ケアはセットになっています。

ＯＳＣＥには、患者さんの話を聞くという項目の中に、注として「医学情報と心理社会的情報は重なることもある」とあります。

医療インタビューでは、患者さんの生活や仕事などの社会的状況、特に気になっていることや心配していることなどの心理的状況も聞きます。この時、患者さんの気持ちや患者さんと家族が置かれた状況に共感し態度で示すことも大切なことです。

旧松岡医院には、経済的に恵まれない花街からの患者さんも多くいました。大正から昭和の初期にかけての時代は、貧しい生活の中、時に花街に身売りされた女性もいたのではないでしょうか。

祖父は、患者さんの境遇に共感し、治療費が払えない場合には支払いを待つという態度で示していました。それが、「患者さんも家族として扱う」ということだったのでしょう。

祖父伊三郎が悔やんでいたことがあります。

祖父には七人の子供がいましたが、三人が他界していました。

そのため「医師にとって身内の診断ほど難しいことは無い」と眼に涙を浮かべてこぼしていました。

家族のように扱っていた入院患者さんからの感染による死亡だったのか、詳しくは語りませんでしたが、悔いても悔い切れなかったようでした。

入院患者さんを家族と思い、九二歳まで、孫の私が旧松岡医院の継承をしてくれると夢見て診療していたのには、今でも頭が下がります。

祖父の葬儀は、かつて入院していた患者さんで溢れていました。

診察技能と患者ケアにつながる心得
——看護師さんを大切にしなさい

松岡家開業医心得の中で、祖父はこのように言っています。

「看護師に手を出してはいけない。大切にしなさい」

当時は、一般的に看護師よりも医師の地位が圧倒的に高く、「看護婦」と呼んで使用人扱いしていました。かつて、流行した映画『愛染かつら』昭和一三（一九三八）年は、看護師が医者の御曹司と結婚できない、悲恋物語でした。

祖父は看護婦とよばれていた看護師さんを、看護という役割をもったプロフェッショナルとして頼りにし、医療を円滑にしていました。

今、看護師の地位は向上しました。

臨床の現場で医師は単なる医療のチームリーダーであり、チームの一員です。看護師と看護学を評価しなければなりません。

チーム医療のリーダーとして

「医療チームの構成や各構成員（医師、歯科医師、薬剤師、看護師、その他の医療職）の役割分担と連携・責任体制を説明し、チームの一員として参加できる」

「自分の能力の限界を認識し、必要に応じて他の医療従事者に援助を求めることができる」

ことが求められます。

診療参加型臨床実習で学生が行う「臨床研修初日にできなければならない」チーム医療に関わる項目として

「患者の申し送りを行う」

「医療安全上の問題を報告・連絡・相談する」

「多職種のチームで協働する」

の三つがあります。

プロフェッショナリズムにつながる心得
――患者さんの馴染みをつくりお客様として大事に扱う

旧松岡医院は松本城の東南の鍛治町（松本市大手五－一－三）にあります。かつて医院の近隣には、花街があり三味線の音が聞こえ、芸者衆も患者さんでした。芸者衆には馴染みのお客さんがいます。

同様に、医師である祖父にも馴染みの患者さんたちがたくさんいました。

「医者は患者さんの馴染みを作り、お客様として大事に扱いなさい」

祖父が家訓として遺してくれた心得です。

「馴染みをつくる」ということは、患者さんや家族と強い信頼関係で結ばれるということです。

ＯＳＣＥでは修得すべき目標として「良好な患者・医師関係を築くことが出来る」とさ

れています。

プロフェッショナルとして「**診療参加型臨床実習において、患者やその家族と信頼関係を築くことが出来る**」

また、

「**患者やその家族のもつ価値観や社会的背景が多様であり得ることを認識し、そのいずれにも柔軟に対応出来る**」

ようになるためです。

花柳界やさまざまな社会的背景を抱えた患者さんたちを、祖父は大切にしていました。

社会における医療の実践につながる心得
——患者サービスの精神

近年は、かかりつけ医という言葉が、当たり前となっています。しかし、祖父の時代は医師も少なく、専門以外でも祖父を頼ってさまざまな病気をかかえた患者さんが来るのは当たり前でした。医師の世間での地位も、今よりももっと高い時代です。

そのような時代にあっても、患者サービスの精神を、祖父は考えていたのです。

待合室には、暖をとるための立派な火鉢と革張りのソファーがありました。

OSCEでは、「社会における医療の実践」として、**「かかりつけ医等の役割や地域医療の基盤となるプライマリ・ケアの必要性を理解し、実践に必要な能力を獲得する」**という項目があります。

患者さんを大切にする祖父の精神が、患者さんに喜ばれていたのは言うまでもありません。

患者さんを敬い大切にすることが、大正時代から培われてきたのです。

基本的な身体的診察手技
――何科でも、どんな患者さんでも、聴診をしなさい

祖父松岡伊三郎は、東北帝国大学で皮膚泌尿器、花柳科を専門としていました。大正から昭和五〇年頃まで、祖父は専門だけでなく来院する患者さんは、すべて診ていました。

診療に関する祖父の口癖は

「何科でも、どんな患者さんでも、来院する患者さんすべてに聴診器をあてなさい」

でした。

OSCEでは医療面接の次に、**「基本的な身体診察手技」として、視診、触診、聴診と進みます。**

聴診器を当てる場所は決まっており、肺や心臓、腸、血管などから出る音を聞きます。

例えば、肺では定められた各部位に聴診器をあて、異常音と正常音が聞き分けられるかどうかを評価します。

恩師の遺訓　患者さんの声こそが天与の黙示
——元信州大学医学部 第一内科初代教授・信州大学名誉教授 故戸塚忠政先生

今から五〇年近く前の話ですが、私は医師になったばかりの頃、ある論文を読んで、ショックを受けたことがあります。某大学の内科学教授が執筆されたものでしたが、そこには誤診率五〇％と書かれていました。

あの当時、画像診断といえば、レントゲンしかない時代でした。ＣＴやＭＲＩ、超音波検査等はなかった時代の話です。身体の外側から体の中を診ることが出来る画像診断機器の発達によって、飛躍的に誤診率は低下しました。

しかし、診断をつける根本は、患者さんの訴えや症状です。

まずは患者さんの訴えや症状を「天与の黙示」として聴くことがもっとも重要なのです。

ある日、四六歳の女性が風邪症状で来院されました。

患者さんの訴えをよく伺うと、ヘビースモーカーで血痰が混ざるとのことでした。すぐに肺のCT検査をしたところ、三㎝以内の肺がんが見つかりました。早期発見により、完治が見込まれるものでした。

その患者さんに、私は、神様扱いされています。

しかし、そうではないのです。

医師にとっては、患者さんこそが、天与の声を発する神様なのです。

「患者の症候を、天与の黙示として意味付けなさい」

これは、私の恩師、元信州大学医学部 第一内科教授 故戸塚忠政先生の遺訓です。

戸塚先生は、肺結核であった母の主治医であり、私が無事に生まれたのは、ひとえに先生のお陰です。

そして、私が二五歳で医者になり、信州大学付属病院第一内科に入局した時の主任教授は、私の出生時を知る戸塚先生でした。

私が肺結核、呼吸器感染症などに関わる呼吸器内科医になれたのは、戸塚先生の厳しいご指導と慈愛に満ちたまなざしがあったからです。

縁があって、患者さんに私を選んで頂いたのだから、時間を惜しまず診療に向き合います。

戸塚先生の教えの通り、患者さんの訴えを天与の声として傾聴し、症候を天の黙示として、その内容に意味を付け、診断を付けるだけなのです。

たとえ半世紀経ち、診断技術が進歩しても、これこそが真理であると思う、今日この頃です。

祖父　往診時の心得
——往診先でお茶を飲むな

祖父が遺してくれた往診時の心得は、次の通りです。

1　女性の看護師は車の助手席に乗せてはいけない　噂になる

祖父は、看護師さんを大切にしていました。看護師さんを守るためにも、根も葉もない噂をたてられるようなことは避けるようにとの教えです。

昨今では、車だけでなく、セクハラ、パワハラなどの疑いをかけられないよう、女性の看護師さんや同僚、女性の学生さんと部屋に二人きりになる際には、ドアをあけておくなどの配慮が必要でしょう。

２　往診先でお茶を飲むな　すべての往診先を平等にしなさい

「隣の家ではお茶を飲んでいったそうだけれど、うちでは出したお茶を飲まずに帰った」となったらどうでしょうか。

急いで帰らなければならない用事があったとしても、何か他意があるのではないかと、勘ぐられます。

「あの先生は、どこのお宅でもお茶には手をつけない」となれば、皆さんに平等なのだと納得して頂けるでしょう。

３　選挙中は往診先で長居はしない　選挙運動をしていると誤解される

祖母の弟、松岡文七郎は内科医でしたが、松本精神病院管理院長から、一九二九（昭和四）年に政界へ転じました。一九五一（昭和二六）年から、松本市長を務め二期目の半ばで急逝しています。

選挙期間中、長居をして話し込んでいると、義弟のために選挙運動をしているのではないかと疑われ、足を引っ張られることのないよう、このような言葉を残したのでしょう。

4　往診先の床の間に、掛け軸や生け花が飾ってある場合には、よく鑑賞するように　医者に感謝するために飾っている

掛け軸や、生け花には患者さんのご家族の謝意がこもっているのだから、それを無にしないようにとの教えと理解しています。

祖父にとっては娘である私の母が、生け花を教えていたことも関係していたかもしれません。

5　何時でも往診に行きなさい

私は、じじばばっ子で、子どもの頃は寝床が祖父と一緒でした。

祖父が、よく夜半に寝床から起きだして往診に行く後ろ姿が、今でも脳裏に焼き付いています。

6　往診代を月末に払えない患者さんは、次の月に繰り越ししなさい

月末になると、看護師さんが集金帳を持って患者さん宅を回っていました。

帰りは、自転車の荷台に、往診代代わりの栗やりんごなどの果物や野菜がいっぱい積まれていました。

よき時代でした。

他にも、祖父は地域社会とのコミュニケーションを大切にしていました。旧松岡医院の後ろには、曾祖父の時代からの蔵があります。祖父は、そこに町内みこしを保管し、お祭りなどの町内イベントには多額の寄付をしていました。

（現在その蔵は、改装して住居となっており、時折私が書斎がわりに使っています）

2章

心に残る恩師とダイバーシティ（多様性）教育

100フラン札と特上寿司
――故鈴木三郎先生と満先生　元東京医科大学泌尿器科教授

私が信州大学病院に医師として勤め始めて程なく、鈴木三郎先生（故人）が来訪され、それ以来長く可愛がって頂きました。先生は、泌尿器科のフランス学派であり、モンペリエ大学で共同研究をしておられました。先生が翻訳した「シベール泌尿器科学」は、今や、泌尿器科学のバイブルです。

私がパリに留学した四年間も毎年、私を訪ねて来てくださいました。よく有名なレストランで御馳走になったものです。いつもダンディーな先生は、フランス人に間違えられたりもしました。

私のアパルトマンにも、必ず寄ってくださいました。先生のお帰りになった後には、日本語の雑誌が下駄箱の上に置いてありました。開いてみると、中には100フラン札が数枚挟んであったのです。留学中、頼りになるのはパスポートと現金しかないのを、先生も

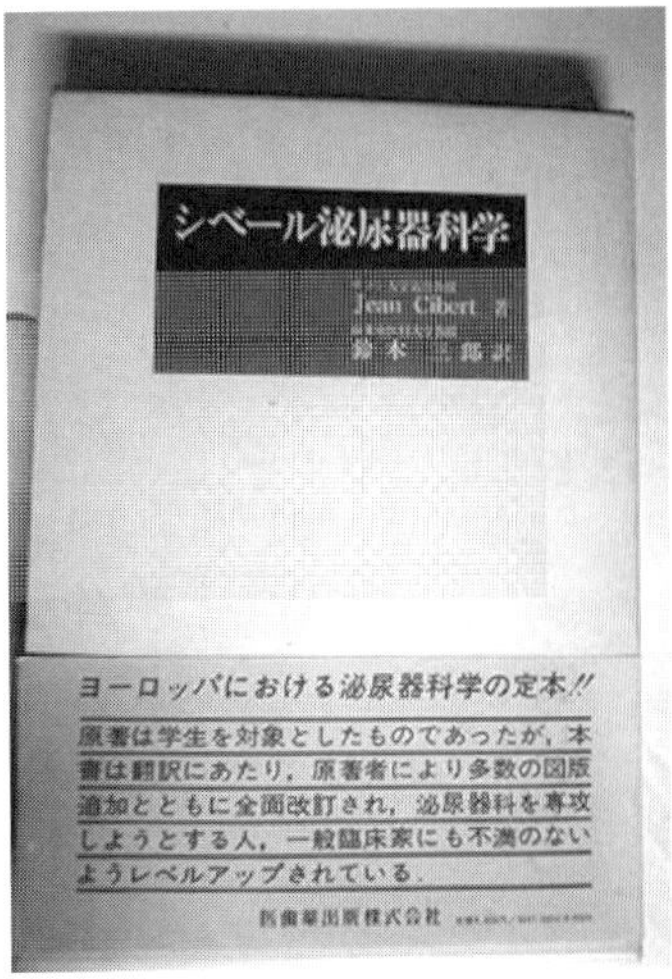

鈴木三郎著（1978）医歯薬出版

よくご存知であり、ご配慮が本当に嬉しかったことを思い出します。

ご子息の故鈴木満先生にも大変お世話になり、東京医科大学病院が、医療事故で特定機能病院を剥奪された時、日本医師会常務理事としてお力を頂きました。

鈴木先生のご自宅は、季節のご挨拶によくお邪魔しました。冬に訪れると、必ずボルドー色のカーデガンを羽織られていました。「海のない信州人は寿司が好きだから」と言って、私に特上のお寿司をご馳走してくださいました。文京区伝通院の東屋風のご自宅で御馳走になった、あの特上寿司の美味は、東京医大の先輩の味として忘れられません。

「医者の無力　驕るなかれ」奇跡のルルドの泉

――故松尾治亘元学長　元東京医科大学眼科学教授

松尾治亘先生は、私がパリに四年間留学していた際、毎年学会などで訪ねてくださいました。私の配偶者が先生の教え子のこともあり、心配であったのか、パリ郊外のスケッチ旅行のお供など、たくさん可愛がって頂いたものです。

先生が、ボソッと言った言葉の中に、

「勉強も大事だけど、ピレネー山脈のルルドの泉に行ってみたら、医者として涙が出るよ」というものがあります。浄土真宗である私は、カトリックの聖地に行って涙が出るのは本当か？　と思い早速、車で訪れてみました。

谷には、何千人の不治の病と思われる人々がミサに与り、祝福を受けていました。泉のある洞窟の周りには、無数の松葉杖が掛けてありました。

その光景を目にし「医者の無力。医者の松岡君よ、驕るなかれ」と、松尾先生が教えて

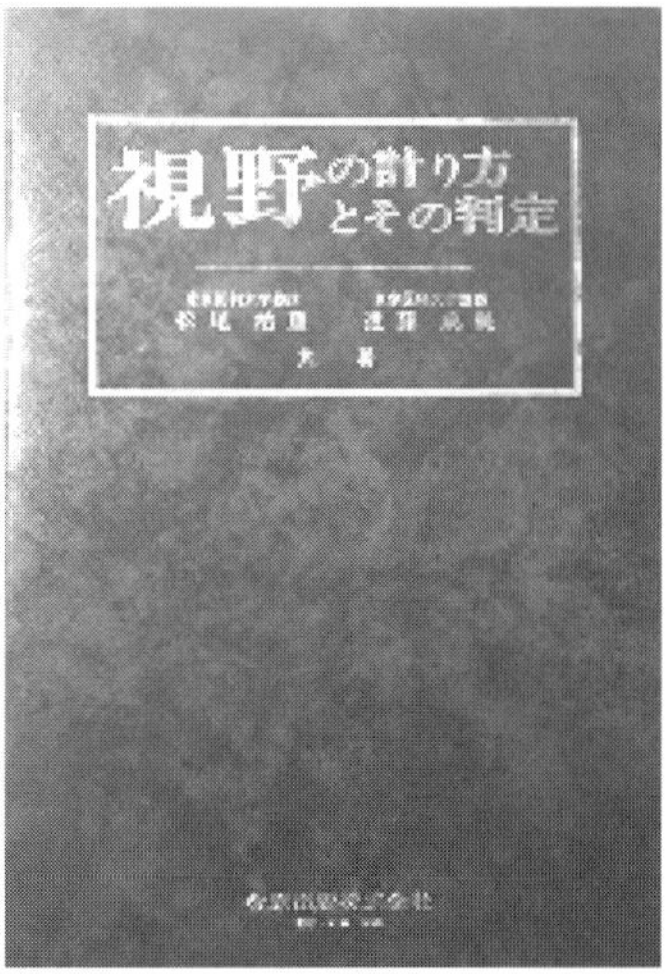

松尾治亘著・編（1982）
金原出版

くださったと思いました。私の目に、涙が溜まったのは言うまでもありません。

その後、縁あって、私は母校の東京医科大学第五内科主任教授選に立候補しました。松尾先生は、私のためにコピーではなく手書きの推薦状を、肩を痛めながら三〇人もの先生方に送ってくださいました。そのお陰で、私は三〇数票を取り、トップ当選しました。推薦状のお礼にお菓子と寸志をお持ちしましたが、寸志は突っ返され、「学生の為に頑張りなさい」とおっしゃいました。

私は、志半ばにして大学を去ってしまったことを今でも松尾先生に申し訳なく思います。

激しい叱責と再試に込められた慈愛

――「信濃の会」会長　故新井正治先生　元東京医科大学解剖学教授

新井先生は、慈恵医科大学を退官されてから、東京医科大学で一〇年もの間教鞭をとられた解剖学の権威です。

先生とは、「信濃の会」（長野県出身学生教職員の会）でお会いしました。会で必ず歌われるのは一番から六番まである県歌「信濃の国」であり、長野県出身者にとっては、国歌より馴染み深いものです。先生と歌った山の唄や、踊った解剖踊りは懐かしく思い出されます。「信濃の国」は、日本でもっともよく歌われる県歌として有名で、ニューヨークのカラオケでも歌うことができます。

私が三年生の時は、バイト三昧でした。インターン闘争に明け暮れ、案の定、解剖学の追試に引っ掛かってしまい、新井先生に呼ばれて激しく叱責されました。解剖学の追試は、全身のどの部分が出るのかが分からず、落第を覚悟していたのですが、先生は僕を怒りな

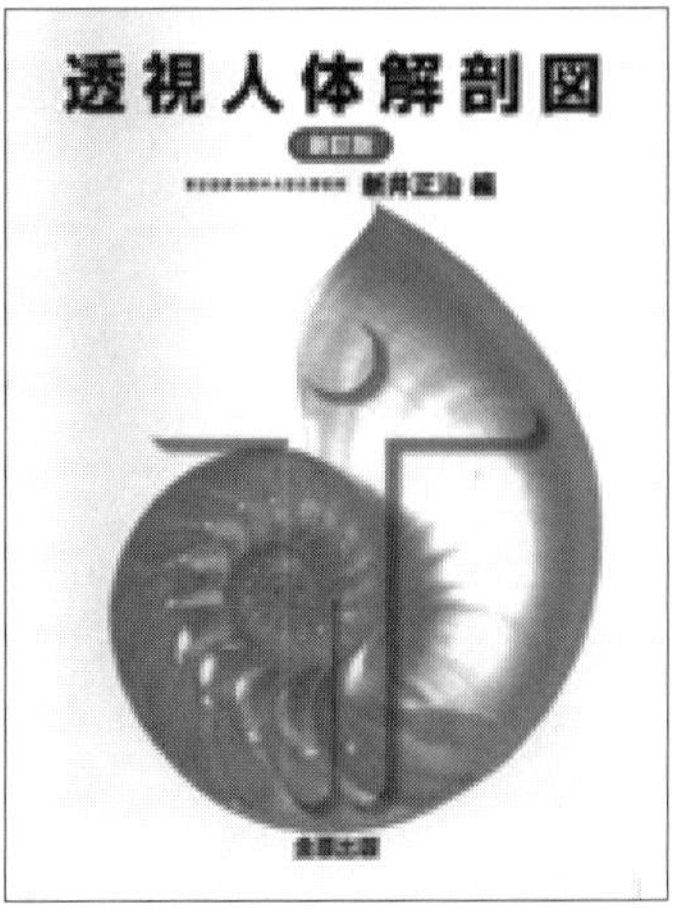

新井正治編（2004）金原書店

がら、やたらと頭を掻いていました。

「さては！　局所解剖は頭部を出題してくるのかも!?」と、ヤマを張って猛勉強し、見事にヤマが当たり、無事進級することが出来ました。もし落第していたら……。私は、将来の配偶者とも交際出来ず、学生運動にのめり込んでいったことでしょう。

その後、私は縁あって母校の主任教授を一八年もの間務めました。たくさんの学生さんを再試で引っ掛けはしましたが、自分の担当している内科学で、原級させた学生さんはゼロでした。

落第者を出さないのが良いか悪いかは別として、新井教授からは、ダイバーシティ教育とは何かを教えられた気がします、

未来ある学生の処分は慎重に
──文化祭の出来事

最近は文化祭よりも、オープンキャンパスの人気があり、ＡＯ入試が大流行りです。東京医科大学も早く導入していれば、裏口スキャンダルなどなかったのに、と悔しい思いで一杯です。

つんく♂さんのいる近畿大学ほど派手ではありませんが、東京医大の文化祭も、賑やかで楽しいものです。医大ならではの内科診断学同好会や血液学のブースがあります。東京医大の血液学は有名で、無料採血検査には沢山の高校生が群がっていて、宣伝効果は抜群です。

ある年の文化祭の夜、騒がしかったようで、近所からクレームが来ました。とは言っても、東洋一の歓楽街といわれる歌舞伎町が近くにある大学、当たり屋的なクレームでした。しかし、当時の幹部は、騒いだ学生を処分する、と言い出しました。学校の体面を保っために、少々羽目を外したくらいで、未来ある学生に汚名を着せてはいけない。私は猛反対をして、その学生を助けました。

当時の東京医大の幹部は、すぐにトカゲの尻尾切りをすると言われていました。「幹部は自分自身を守っているのではないだろうか」と感じたものです。

その後、私自身が茨城医療センター不正請求問題で、尻尾となり切られることになるとは、夢にも思いませんでした。私は大学を訴え、名誉を回復しました。

学生を歓待する名教授たち
――美術部新設と名教授たちの協力

新任内科学主任教授になったころの話です。文化祭の行われているキャンパスの隅の方に、美術部同好会がありました。

素敵な絵が飾られており、そこに三年生がひとりで立っていました。その学生に話を聞くと、二、三人だけの同好会だそうです。私がフランス四年間の留学時代にスケッチをし、美術に親しんだ話をすると、是非、顧問になってくれと懇願されました。その場で、YESと即答したことを覚えています。

その日から、美術部の学生さんとの楽しい日々が始まったのです。最初は同好会でしたが、リーダーの指導力とカリスマ性、そして、顧問である私のお節介で、会員が増え、同好会は、あっと言う間に部に昇格しました。部になると、大学から部費の補助金が入り、部室がもらえるようになります。

部員は更に増え、皆それぞれの製作に取り組みました。夏休みには、焼物製作の合宿まで行われ、文化祭の展覧会は大賑わいでした。

当時の学長であった第三内科学主任教授の故伊藤久雄先生のご趣味は焼物で、自宅に轆《ろく》轤《ろ》と電気釜を完備していました。お酒に滅法強く、お好きだった先生は、自分の徳利とおちょこを焼かれていました。そこで、伊藤先生に直談判し、文化祭の美術部展覧会に特別出展頂きました。これには、部員一同感激したものでした。

伊藤先生は、山形県出身の優秀で芯のある先生でした。私は内科学の先輩として、そして、人間として尊敬していました。

絵画の方は、故松尾治亘先生（元学長、眼科学主任教授）にも、特別出展して頂きました。

展覧会が終わり、学生がその絵を返却しに松尾先生のところへ伺うと、先生は学生を大歓迎してくださったそうです。先生の学生好きが偲ばれます。

池から飛び跳ねるなよ
——故渋谷健先生　元学長・薬理学教授と国際医療福祉大学理事長　高木邦格先生

東京医科大学時代、最も若い主任教授だった私は、教育改革をバリバリやり過ぎて、渋谷健学長にはよく叱られました。私の学生時代、薬理学の教授だった渋谷健先生は、私の成績が悪かったことをよくご存でした。出来の悪い学生を教育するには松岡がもってこいだと、卒前の教育委員長に、私を抜擢してくださいました。しかし、ラジカル過ぎて、よくブレーキをかけられたものです。

東京医大の教授会は、当時から同窓会と激しく対立していました。同窓会サイドは、卒

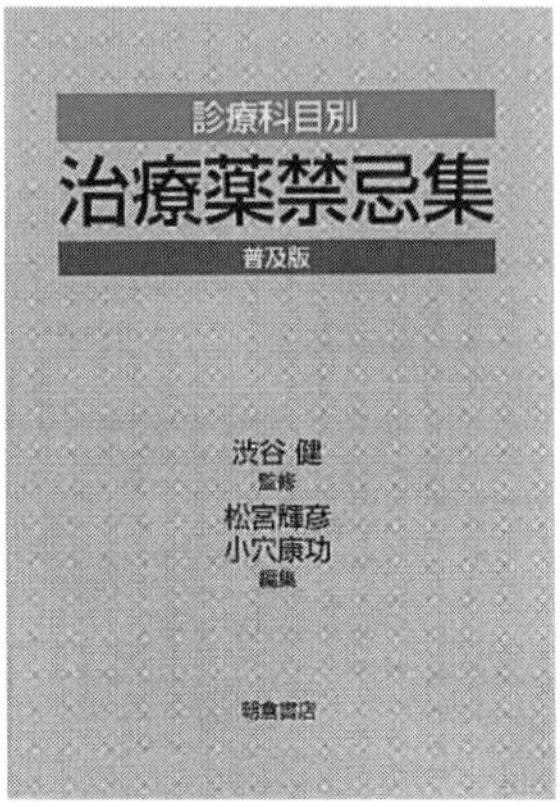

渋谷健（監修），（2011）
朝倉書店

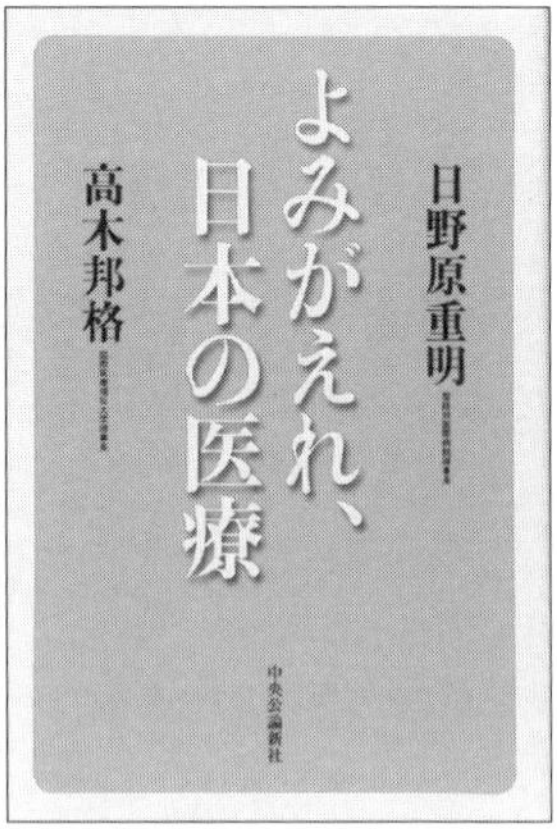

高木邦格（2003）
中央公論新社

業後に同窓会に所属した純粋培養の先生を教授に推薦してきました。

一方学長であった渋谷先生は、他学の出身者や、私のような卒後に他学で勉強した若手を、多数教授にしていきました。

渋谷先生は私に

「君は鮭と一緒で、卒後他学に放流して戻ってきたイキのいい主任教授だが、池から飛び跳ねるなよ」

と注意してくださいました。

しかし、そのような先生も、改革を急ぎ過ぎたのか、飛び跳ねてしまったのか、同窓会と保守派教授によって、学長の座から、引きずり降ろされてしまいました。

渋谷先生は、ヘビースモーカーでした。肺癌を患い、手術も出来ない状態で、ご自宅で静養されていました。お見舞に伺った際、渋谷先生は、息苦しいにもかかわらず、私を街角まで送ってくださいました。

その最後の笑顔が忘れられません。

晩年の渋谷先生を支えておられたのは、国際医療福祉大学理事長の高木邦格先生です。御葬儀まで、盛大に出されました。

高木先生は、東京医大出身の偉大なダイバーシティ教育者であり、出世頭のお一人です。

楽器を奏でる人は皆協調性がある
――石丸新先生　元第二外科主任教授

石丸新先生（元第二外科主任教授）の後任として、私は、音楽部の部長になりました。

石丸先生は、私と同級生で、同じＪａｚｚバンドを組んでいました。

音楽は時代に応じて流行りが変わり、ハワイアン、ジャズ、ロック、フュージョン等々、バンドも変化していきました。

しかし、流行りは変わろうが、石丸先生をはじめ楽器を演奏する人は皆、学生も医師も協調性があり、リーダーシップを取れる人が多いと感じます。

友人である日本最古の私立医科大学として有名な日本医科大学附属病院長 汲田伸一郎先生も、トロンボーンの名演奏家です。

第四〇回日本医学教育学会学術大会（二〇〇八年）は、東京医大が主催しました。その懇親会の折、医学教育の恩師である故日野原重明先生が、東京医大の楽団のタクトをおとりになられました。日野原先生は、日本音楽療法学会理事長でもありました。

「東医の学生さんは良い音を奏でるね」

とおっしゃったことが思い出されます。

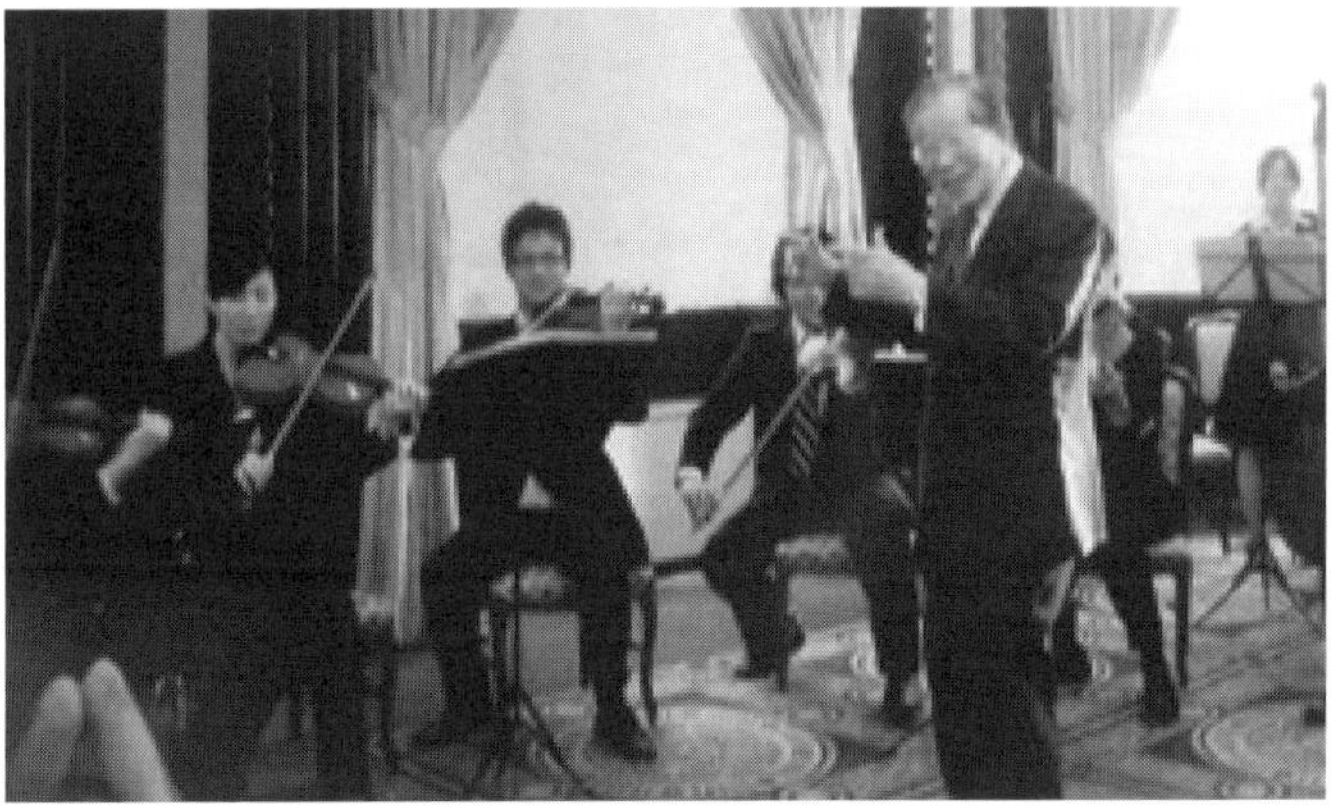

東京医大の楽団のタクトを取られる日野原先生
（東京医大での第40回日本医学教育学会学術大会の懇親会にて）

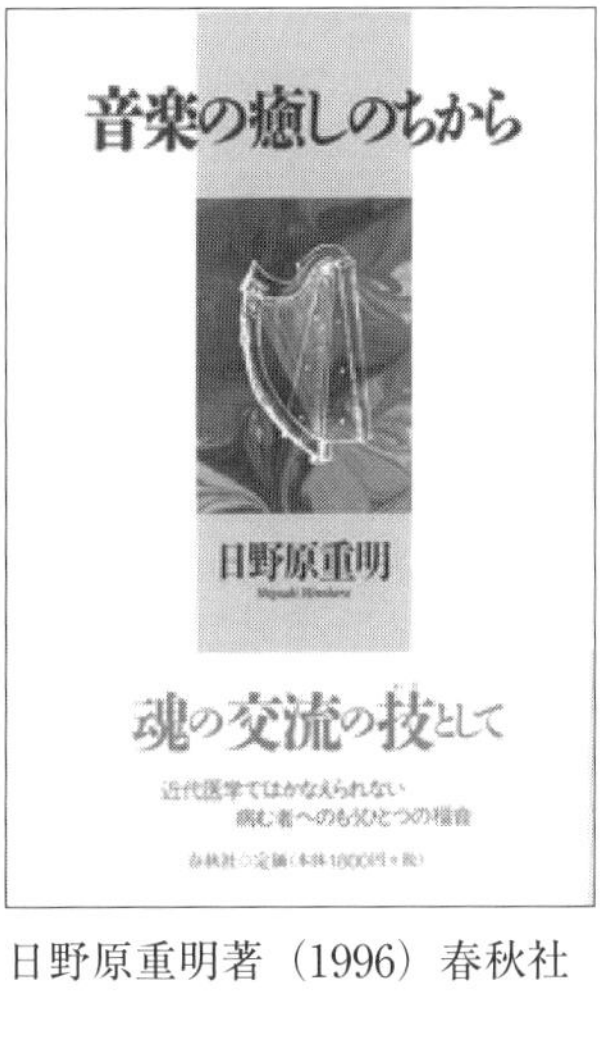

日野原重明著（1996）春秋社

松本深志高校　金熊先生をご存知ですか
――故藤井外興先生　ドイツ語教授

私の学生時代、医学部では二年間の教養課程がありました。先輩から、「語学は楽勝」と聞いていたので、ドイツ語はバイトの時間やサボりでやり過ごしていました。

私は、ドイツ語よりもフランス語の方が好きで、ドイツ語の授業をサボっては、歌舞伎町の映画館で、よくフランス映画を見ていました。ジャン・ギャバン、アラン・ドロン、フランソワーズ・アルヌール、ブリジット・バルドー（B.B.）等のファンでした。

六割の出席確保のため、星取り表を付けていたのですが、手違いで再試験に引っ掛かってしまったのです。出席日数が足りなくて、再試になったのは私を含め三名だけでした。

面接では、ドイツ語で質問されたのですが、さっぱり分からず、閉口したのを今でも覚えています。面接の最後に藤井先生とお話をしました。

「信州の松本深志高校出身なら、君はドイツ語の金熊《きんくま》先生をご存知ですか？」

存知上げておりますと返答すると、

「金熊先生は立派な先生です。なぜ松本深志高校出身でドイツ語が出来ないのか？　もっと勉強してください」

とおっしゃって合格を頂き、落第を免れることが出来ました。

古き良き時代です。

私は東京医大を卒業後に、信州大学第一内科大学院に入局しました。当時のカルテはドイツ語のみで、案の定とても苦労しました。

藤井先生のお言葉通り、しっかりドイツ語を勉強すべきだったと反省しましたが、後の祭りでした。

人生一生勉強、一生青春
——東京医大の陸上部新設

私が、東京医科大学第五内科主任教授になったのは一九九〇（平成二）年でした。

自宅近くに代々木公園陸上競技場があり、たまたま、犬の散歩に出掛けた際、陸上部の学生たちが練習に来ていたので差し入れをしました。それがきっかけで、同好会長を頼まれました。

その頃、陸上部は、まだ同好会でした。同好会会長を引き受けた後、合宿場を茨城県にある旧東京医科大学霞ヶ浦病院（現東京医科大学茨城医療センター）の近く、阿見町陸上競技場に移しました。そして、病院の臨床実習で使う寮を、宿泊のために提供しました。合宿費用を捻出できない学生も入部できるようになったせいか、みるみるうちに、入会学生が増え、部へと昇格しました。その後、陸上部の部員数は、東京医大でトップクラスになったと聞いています。

陸上部の飲み会が楽しみで、学生達とよく飲み明かしました。しかし、某大学の医学生になった娘が、私のことをご存知の教授から

「寸志を置いたら、一次会で退散した方が、学生達は喜ぶよ」

と言われたと聞きました。この後から、私は二次会に出席しないようにしました。

陸上部の学生は、皆真面目で、進級判定にかかる生徒は、一人も出なかったと記憶しています。ただ、高い学費と恋愛問題に悩んでいる者が多く、そんな学生から私は「マツケン先生」と呼ばれ、沢山の相談に乗りました。

「僕も東医学生時代は、神田川の流れる中野坂上の便所だけが付いた四畳半で生活する貧乏学生であったのだよ。まさに名曲『神田川』のような生活だった。君も青春真っ盛り！失恋にも貧乏にも負けず、すべて陽転思考で頑張れ！」

と、元気づけました。

なお、相田みつを日めくりカレンダーで、私が一番好きな言葉は、「人生一生勉強、一生青春」です。

健全な大学として再生を
――東京医科大学裏口入学の報道（二〇一八年）

私は、東京医科大学出身者であり、かつての職場でもあった大学の「裏口入学」は衝撃的なニュースでした。

特に、主任教授時代、医学教育を専門にしていましたので、「入試の素点に、手を加えた」という報道は信じられませんでした。

私は、幼少期より母子家庭に育ち、高校、大学、大学院と、日本育英会特別奨学金生でした。そのお陰で、医師になることが出来たのです。

学生時代はバイトに明け暮れました。出席率も悪く、友人や、先生方には大変お世話になったものです。

縁あって、母校の主任教授になりましたが、奨学金の申し込みをする学生が二人しかいなかった私の時代とは違って、裏口入学をするようなお金など用意できない家庭の学生が、大半を占めるような大学なのです。

私は、教授としては特例で、陸上部、美術部、音楽部の部長をしていました。よく一緒にメシを食べたり、酒を酌み交わしたりしました。というのも、彼らは、お金がかかるような部活に、入りたくても入れない経済事情を抱えていたからです。

必死に良い医者になろうと、勉強し、そして懸命に生きていました。彼らを思い出すと、裏口入学を受け入れた大学が、あまりにも情けなく涙が出ました。

患者さんのため、必死に生きている東京医大出身の医師、在学生のためにも、一日も早く、健全な大学として再生し、汚名を返上して欲しいと願うばかりでした。

ダイバーシティ教育の本質
――日本の女性医師の地位の低さ

東京医科大学の裏口入試に続き、「女子学生の素点を一律減点した」という、衝撃的なニュースが報道されました（二〇一八年八月）。

私は、四年間のパリ大学付属サンタントワーヌ病院留学時、担当教授そして助教授共に、女医先生に指導を受けました。

また、配偶者も一人娘も、医師です。女医さんの優秀さと粘り強さは、身を持って体感しています。日本は、中国の大連大学や、台湾の中山大学より、さらに欧米諸国よりも、女性の医師の地位が低いと感じます。

一九九一（平成三）年、東京医大の教授会に初めて出席した際のことです。四〇人近くの教授が、すべて黒背広を着用した男性ばかりで、任侠映画の世界と錯覚するほどで、驚愕したことを思い出します。

東京医大の前任であった防衛医科大学校は、男性社会でした。東京女子医科大学の友人教官を羨ましくも思いましたが、当時の東京医大は、防衛医大よりも保守的な文化であると率直に感じました。ちなみに、当時の防衛医大ではすでに教授会に五人近くの女性が出席していました。

当時の米国の軍医総監（日本では故森鴎外と同じ役職）は女性であり、米軍横田基地付属病院長も女性でした。

日本には、先進国には存在しない女子だけの東京女子医科大学があります。現在は、特定機能病院が再度外され、経営上苦戦していますので、いつか東京男女医科大学に変わるかも知れません。かつて、帝国女子医学専門学校であった東邦大学は、医学部のある総合大学に変貌しています。

二〇一八年九月、東京医大では初の女性学長が誕生しました。林由起子学長のダイバーシティ推進のもと、二〇二三年の入学者の女性割合は約四一％になりました。また、大学敷地内に保育園を設置するなど、女性が働きやすい環境整備も進んでいるようです。

ダイバーシティ時代の到来
――キャリア女性は品格があり美しい

縁があり、格調高い女子会で講演しました。それまで、何百回と医学関係の講演を行いましたが、「女子会」での講演というものは、初めての経験でした。

絶景の高層ビルの最上階、しかも、五〇名近くの女性の前ということで、私としたことが、あがってしまい、雲の上に乗った気分とは、まさにこのことでした。

「プラス思考は負けない」というテーマで講演しました。

主催者は実践心理学者であり、かつ大会社のオーナーでもあります。しかも、品格のある美しい女性でした。

若い頃、四年間留学していたパリ大学にて、私は、恩師のHatzfeld（ハッツフェルド）教授と出会いました。恩師は、聡明で美しい女医さんでした。先生は、ドイツのナチスから逃れてパリに来た男性医師が主人公の映画『凱旋門』の女性版のユダヤ人でした。

留学当初は、米国人のようにすぐ握手もしてくれず、冷ややかに私を観察していました。しばらくして信頼できると思って頂けたのか「健！　健！」と、熱心に教育してくれました。そして、母親以上にかわいがってくださったことを今でも思い出します。

今回の主催者の女性は、Hatzfeld教授を彷彿とさせました。

このような出会いは初めてでした。カリスマ性があり、品格があり、そして美しくインターナショナルな女性でした。そして、参加者であるキャリア女性の皆さんの瞳が輝いていたのも印象的でした。

性別国籍問わず多様性を持った人々の時代、ダイバーシティ時代がやって来たと実感しました。

ダイバーシティ教育と年齢差別
——東京医大の五～六年先輩同級生との思い出

私が東京医大に入学した際は、同級生は約一〇〇人でした。その中で、女子学生は五人だけでした。信州の松本から出てきた私には、彼女達が、とても眩しかったのを思い出します。そして、その五人のうちの一人が、配偶者になるとは、この時は夢にも思いませんでした。

男子学生の中には、どう見ても五～六歳老けた同級生が数名おり、とても目立っていました。

その中でも山形県出身のN先生には、実の兄弟のように可愛がって頂きました。私が学生運動に傾倒しそうになるのを、反対してくださったのもN先生です。ベトナム反戦のデモである新宿騒乱（一九六八年）の時には、「今日は機動隊に捕まると危険だ……」とお酒を沢山ご馳走されました。そのお陰で、デモには行けませんでした。

その日、松本深志高校の同級生など、七四三名の学生が無作為に逮捕されました。もし、参加して逮捕されていたら……。

奨学金はもらえなくなり、防衛医大に就職も出来ず、東京医大の主任教授になることもなく、私の医師人生も、大きく変わっていたと思います。

今思い出すと、N先生のような年配の同級生が、クラスのリーダーとなり、良い方向に、さりげなく導いてくれたのだと思います。

二〇一八年の東京医大では、女子学生の入学抑制ばかりでなく、国家試験合格率を上げるためという理由で、三浪以上している受験生も、入学を抑制しているという報道がありました。

大学が目指して行かなければならないダイバーシティ教育は、男女差別の撤廃は勿論のこと、年齢差別も論外であると思います。

新聞の一面報道は話半分に
――名誉回復のために

マスコミは、読者の興味をそそるように、過剰な文章を掲載します。

かつて、私自身も大学病院長時代に、事実でない内部告発のため、マスコミの活字による暴力にさらされたことがありました。

二〇〇八年の東京医科大学茨城医療センター（旧霞ヶ浦病院）不正請求問題で、不当に懲戒解雇されたのです。

そのことで、家族には大変悲しい思いをさせてしまいました。

私は名誉回復のために、大学に対し解雇無効と地位確認請求訴訟をしました。

家族は、私が裁判で名誉回復を図るように最後まで元気付けてくれ、家族の絆を深く感じたものでした。

同僚の数名の教授たちは、上層部から白い目で見られても、裁判で大学側でなく私を支援してくれました。今でも深謝しています。

新聞一面報道というものは話半分であり、診療報酬の不正受給といった問題はその後の調査で全容が明らかになったとしても、その詳しい内容が新聞に取り上げられることはめったにありません。

私は、大学と和解が成立して実質上勝訴し、二〇一一年に退職金全額の支払いを受けました。

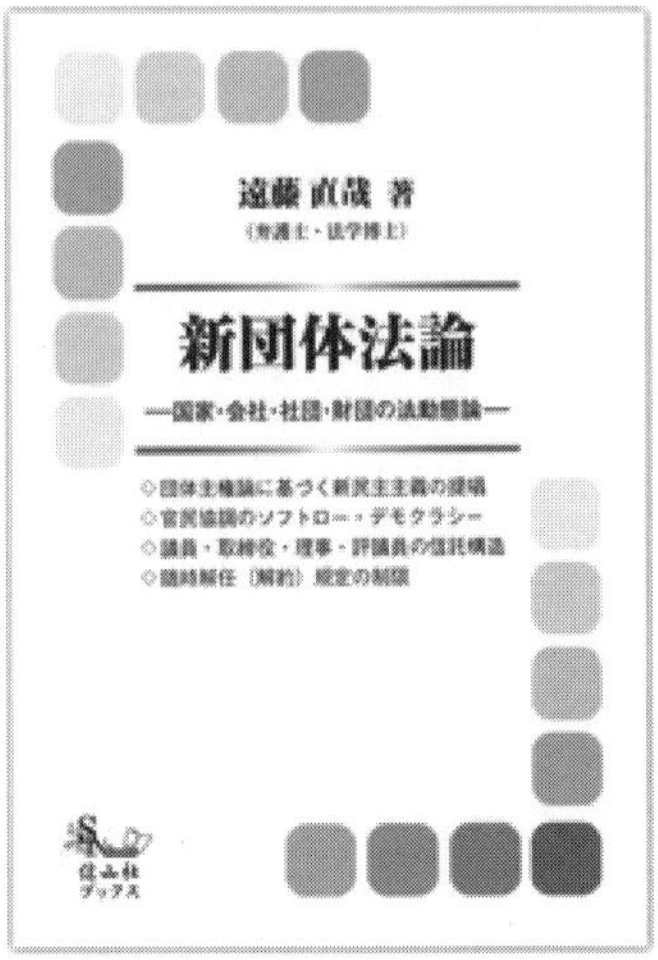

遠藤直哉著（2022）信山社

裁判でお世話になった弁護士の遠藤直哉先生が、「団体の不祥事」として近著『新団体法論』で事の経緯に触れてくださっています。そして「M院長の勇気ある斗いが東京医大改革の始まりであったことが、今になりようやく明らかにされたのである」と結ばれていました。

私の訴訟が、東京医大の改革につながったのなら、本望です。

大学との和解が成立する前、二〇一一年三月一一日、東日本大震災がおきました。私は、日立市の田尻が丘病院を中心に、被災した海沿いの北茨城地域でボランティア活動を行いました。被災した地域の無残な姿は、衝撃的でした。

復興に役立ててほしいという思いから、二〇一二年、私は支払われた退職金から裁判費用を差し引いた六〇〇万円を日本赤十字社に寄付しました。

それでも、今なお、私が母校である大学から不当な処分を受けたことを悲しんでいる私の家族を思うと、胸が締め付けられる思いです。

東京医科大学の日本医学教育評価機構（ＪＡＣＭＥ）の取り消し

――在校生に罪はない

不正入試事件、女子学生入学差別問題などが起きた後、東京医大の「日本医学教育評価機構（ＪＡＣＭＥ）」が取り消されました。

ＪＡＣＭＥは、良質の医療を提供するために、各大学の医学教育プログラムを公正、適切に評価するために設立されたものです。

私にとって、この取り消しは、大変ショッキングでした。

かつて私は、医学教育学会理事を務め、学会を主催したり、ＯＳＣＥ（基本的臨床技能試験）を導入したりしました。

在校生に罪はありません。日本医学教育評価機構（ＪＡＣＭＥ）の原点は、学生ファーストなのではないでしょうか。

確かに、男女や年齢の差別、そして素点加点等の、許せない嘘の申告がありましたので、取り消しは仕方ないとも言えます。

しかし、二〇二三年以降*は、このＪＡＣＭＥの適合を受けた医学校の出身者でなければ、米国医師国家試験受験資格審査への申請が認められなくなるのです。

現職の教授には、また新しい目標が決まったのだと、学生のために陽転思考で、再チャレンジして欲しいと切に願っていました。

努力が実り、二〇二二（令和四）年度に、東京医大はＪＡＣＭＥの再審査を受け、適合の認定（二〇二三年六月一日から二〇三〇年五月三一日）を取り戻しました。

＊世界的なコロナウイルスによるパンデミックで、二〇二四年以降となる。

実践され臨床応用される研究こそ評価対象に
――運動誘発喘息のメカニズムと薬剤開発

医学部に長年勤務していましたが、基礎講座で行われていた研究は、往々にして、研究のための研究と言われることがありました。「ネズミとご挨拶ばかりしていて実践的でない」と批判されることもあります。一方で、医学部においては、臨床学から出た研究こそが、患者さんに直接的に役に立つとされ、その評価は高いものとなっています。

若い頃、パリ大学に四年間、信州大学に一〇年間、防衛医科大学校に一二年間在籍していました。当時の研究は、臨床呼吸生理学の研究であり、肺機能検査や飲み薬、貼り薬、吸入薬などの分野でした。

最も評価されたのは、運動誘発喘息のメカニズムを冷気吸入で研究したものです。この論文は、ハンガリーのブダペストで行われた第二八回国際生理学会（一九七九年）で賞をいただきました。

ブダペストの帰り、パリで恩師Hatzfeld先生と、「ボンサンテ（健康に乾杯）！」と言って、テタンジェのシャンパンを飲みました。

あの美味は、今でも忘れられません。

この時の研究を応用した薬剤は、呼吸器疾患の患者さんに現在も使用されています。

教養は一生かかって身につける
――久しぶりに卒業式に出席して

長年大学に奉職していたので、これまで、卒業式には多数出席してきました。学生気質も変わり、社会側も変わったのでしょうか。昔と違い、顔つきが皆大人びていて、すぐ社会人として通用するように見えました。

現在の学生に社会が求めるのものは、すぐ役に立つ実務能力です。経営者にとって、アリストテレスを知っている学生よりも、パソコンでグラフを描ける学生のほうが、人材として欲しいものなのです。

商学部卒、社会学部卒、教養学部卒などは、就職しても、大学で何を学んだか、曖昧模糊としていてよく分かりません。

大学には、大きく分けて二つの役割があります。

一つは、教養を高めること
二つめは、卒業してから社会人として働くために技能を与えること
昔の大学は、教養力を養うところで、実務能力を身につける場所ではない、という感覚がありました。

しかし、現代社会は、中学・高校で、どんな職業に就くのかを決め、大学の学部を決める時代です。

教養力を身に付けるのには、一生かかりそうです。

今日まで、信州大学、パリ大学、防衛医科大学校、東京医科大学、いわき明星大学など、多くの卒業式に教官、留学生として参加しました。それぞれに感動を覚えました。

美しく格好がいいのは、防衛医科大学校の卒業式でした。

卒業生が、式の最後に帽子を投げるシーンが目に焼き付いています。

九月入学でグローバル化を図る
――三月が忙しいのは日本だけ

友人に、小学校を卒業したお子さんがおり、しかも、会社経営までして、確定申告を出すママがいます。決算に追われながら、子供の卒業式の式服選びや、さらには、自分の洋服選びなど、相当多忙になりストレスだったようです。おそらく、「三月卒業」には、お子さんを持つ多くのキャリアウーマンが泣かされているのではないでしょうか。

留学経験者や、海外転校組は経験があると思いますが、欧米では九月入学です。もし、欧米から日本に留学しようとした場合、四月から八月までの、五ヵ月間もの空白期間があります。この空白は非常に大きく、日本はグローバル化を目指すにもかかわらず、世界のスタンダードではありません。

また、日本の卒業式では、先生に対する謝恩会が行われ、母親達が食事の準備をします。専業主婦でないキャリアのママにとっては、三月の多忙な中で、大きな負担になっています。挙げ句の果てに、謝恩会の手伝いをしないと、ママ同士でのいじめがあると聞きます。

日本は、未だ鎖国政策をしているのでしょうか。

教育においても、世界から取り残されています。二〇一六年、QS World University Rankings（世界大学ランキング）で七位だった日本一の東京大学が、どんどん降下しています。最新の二〇二四年のランキングは二八位で、国際性の項目で苦戦しています。

桜咲く入学式は、思い出としては美しいものです。しかし、他国と同じように、九月入学にして、多数の転校生、留学生を、スムーズに受け入れていく必要があるのではないでしょうか。

卒業式こそ国旗掲揚を
――国のために働く

東京都心では、一軒家が少ないせいか、祭日が旗日《はたび》であっても、玄関に国旗を掲揚している建物を見かけることは、極めて稀です。私の幼少時は、祖父が必ず医院の玄関に、国旗掲揚をしていました。

かつてフランスに留学していた時、パリでは旗日以外でも、至るところに三色国旗が掲揚されていたものです。かつて、ルイ一四世をギロチンに送ったせいでしょうか。フランス人は、国旗が大好きです。

先日、ある大学の卒業式に出席しました。舞台には国旗が飾られていませんでした。以前、防衛医科大学校に奉職していたこともあり、日の丸がない卒業式は大変寂しく感じました。卒業生は、大学で身につけた実務能力を、これから国のために使って働くのにもかかわらず……。

特に医療系大学は、教養力を養うところでなく、実務能力を鍛えるところです。国家試験に合格出来るような、グローバルスタンダードを身につけ、国民の医療のために働けるようになるのが目的です。

やはり、卒業式や入学式の象徴は、桜でもなく、蛍の光でもなく、国旗なのではないでしょうか。

読解力をつけ意味を考える
——ＡＩ（人工知能）は意味を理解できない

ＡＩは、人間の能力を超えることが出来るのでしょうか？

答えはＮＯです。

今のＡＩは人間にとってツールでしかありません。今のところ、ＡＩに過去の知識やルールを学ばせ、特定の要素でＡＩに力を発揮させています。今日までの日本教育は、詰め込み方式で、表層的な知識は豊富です。しかし、このような知識は、ＡＩが得意な分野です。

フランスに滞在したとき、友人のお子さんのフランス教育を目の当たりにしました。すべての課題になぜの疑問符がつき、頻繁にディベートが行われていました。

この教育手法を初めて見た時、衝撃を受けたことを思い出します。

新井紀子先生の著書である『ＡＩvs.教科書が読めない子どもたち』は、教育という切り

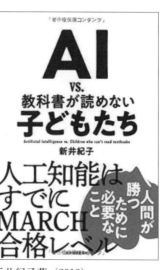

新井紀子著（2018）
東洋経済新報社

口でＡＩのことが書かれており、極めて興味深い本でありました。

ＡＩに関して、楽観主義者はこのように語ります。

「人間の仕事の多くが、ＡＩに代替される社会は、そこに迫っているが、もし、ＡＩに多くの仕事が代替されたとしても、ＡＩには代替できない、これまでになかった新しい仕事が生まれるでしょう」

これに対し、著者は悲観的です。その根拠は二万五〇〇〇人の調査から「日本の中高校生の多くは、教科書が読めていない」からだというのです。テキストを読み込み、その意味を考える読解力がないと、仕事を変え、人間にしか出来ない新しい仕事を柔軟に生み出していくことが出来ないと言います。

「ＡＩには出来ない、人間にしか出来ないことを考え、実行に移していくことこそ、私たち人間が、生き延びる唯一の道」と結ばれるこの本を、すべての教育者に読んで頂きたいと思います。

大学の評価は学生の幸福度で決まる
——国家試験合格率が医学部の評価だろうか？

大学を去って以降、市中病院で働いてみると感じることがあります。良い医師は、学生時代の成績が、決して優秀とは限りません。高校時代の偏差値で入学し、大学では、国家試験対策に明け暮れる。そのような環境の中で、良医が育つ訳がありません。

学生の教育は、自分の子どもと同様に、生活指導や精神心理学指導からが原則です。すなわち、実践心理学を習得し、さらにはダイバーシティ教育が最重要なのです。

大学が国家試験の予備校化しつつあるという現状は、実に嘆かわしいものです。大学の評価は、長年培われた歴史や、卒業生の幸福度で決まるものだと考えます。決して、短期的な国家試験合格率や、文科省研究プロジェクト採用率で決まるものではありません。真の教育をしたいという教官にこそ、大学の教育を担う幹部になって頂きたいと切に願います。

医科大学にとって、健全財政構築は重要ですが、一に教育、二に教育です。教育がブレなければ、良医が育ち、良医に診てもらいたい患者さんが病院に溢れ、自ずと健全財政が構築されるのではないでしょうか。

最も重要なことは、病を抱え嘆き悲しんでいる患者さんの心を揺さぶり、感動を与えてくれる良医育成なのです。

世のため人のため志をもち、良医になれ
——仰げば尊し我が師の恩

二〇一八年一一月、尊敬していた若い経営者ドクターを脳出血で失いました。いわき市でご一緒し夜遅くまで杯を交わし、翌日二〇年ぶりのゴルフを共にしました。これが彼との最後になりました。自分より三〇歳近くも若かった彼ですが、感動を与えてくれ、存在

感のある方でした。彼の死は、それまで続けていたブログを執筆する気力を失わせてしまいました。

しかし、患者さんお二人から「随筆を楽しみにしている」と言われ「先生を信じて治療を受けて命を貰っているのに！　随筆が生を下さる」と励まされました。

「患者さんをはじめ、読んで下さっている方に元気を与える意味があるのだ」と目覚め、気を取り直してブログを続けました。

二〇一九年三月二一日、某大学の卒業式に出席しました。前年の卒業式では、前述した亡き先生が、ハリーポッター風マントと帽子を嫌々被せられ、ひな壇に座っておられました。しかし、その年はマントと帽子はありませんでした。

その時です。ピアノ演奏のイントロが響き渡りました。懐かしい「仰げば尊し」です。

私が小学一年生の時、父と母が小さな町で離婚し、辛い時に担任の坂槙君人先生が助けてくれたことを思い出し、涙を抑えることができなくなりました。

先生には、廊下に何度も立たされました。その一方で、しばしば誉めてくださり、いつも私の側にいてくださいました。

そして「世のため人のために志を持ち、祖父の意志を継いで良医になれ」と言ってくださいました。先生から受けたこの言葉こそが「我が師の恩」です。

戦後の卒業式にて、「仰げば尊し」が敬遠された理由は、二番の「身を立て 名を挙げやよ励めよ」という歌詞が、立身出世を肯定していることが問題とされ、平等主義の日教組が指導する戦後教育に合わなかったようです。

国旗が掲揚され、「仰げば尊し」が流れた式は厳かで生徒と父兄に感動を与えました。

やっと、まともな卒業式になったと感じ、帰りの車中となりました。

コラム

介護老人保健施設での誓詞に触れて

二週間という短い期間でしたが、老健施設で代診をして来ました。病院長が、海外出張となったための代診でした。

自分自身が、将来入所するかも知れない……。

そんな気持ちで、手弁当で働いてみましたが、むしろ、現在働いている亜急性期の病院において、参考になることばかりでした。

その一つが、朝礼で読まれている「誓詞」です。

一つ　言葉遣いは「です・ます・ですか」を使用します

一つ　「ちゃん」ではなく、「さん」でお呼びします

一つ　噂話はしません

一つ　いつも「整理・整頓・清掃・清潔」を心掛けます

これらのことが、現在の急性期の病院で、守られているか疑問です。

この誓詩の言葉は、特に中学教育にも必要であり、学校の朝礼にも実行されれ

ば、いじめはなくなるのではないでしょうか。

因みに、二週間臨時で働いた老健施設は、笑顔が絶えない素晴らしい職員に支えられていたことは、言うまでもありません。

3章

健全な医療
心を揺さぶる医療

医者は職人
――地方の医家継承は匠の技

明治以後、医業は医師免許がないと継承出来なくなっています。しかし、江戸時代からの漢方医は、独自に調合した漢方薬などで、何代も続いてきました。

たとえば、松本にある民蘇堂野中眼科は、旧菅《すげ》村で自ら眼薬を調合し、地域医療に尽した「すげの野中」先生として、二百年以上続く名家です。

また、東京千住にある名倉医院（整形外科）も、独自の練薬や接骨技術の名医「骨接ぎ名倉」として何百年も続き、有名です。

医者は職人であり、匠の技を継続させ地域の人々に貢献してきたところが、長年に渡り生き残れるのかも知れません。

いずれにしても、医業を継承するのはそれなりに大変です。今までの地方の開業医は、子供を医師にして、跡継ぎとしてUターンさせたい、地域医療に貢献させたい、そう考えることが多かったと思います。

しかし、必ずしも、子供は同じ専門医にならず、後継者を見つけることが出来ずに、結果、廃院となってしまうケースが増えています。

私自身もそうです。一旦はUターンしたものの、留学するなどし、母校東京医科大学に縁があり、長く続いた松岡医院を廃院としました。

患者さんが求めるのは聴診器をあててくれるかかりつけ医

――医家継承が困難な事情

自分で経験して思うに、地方の医業継承は、様々な困難を伴います。

新たに家庭を築き、生まれてきた子どもの教育を考えると帰郷出来ない医師、親の力が偉大すぎて、地域社会での医療に自信が持てない医師、先端医療が出来ないため自分の能力が発揮出来ないと思う医師、などUターン出来ない理由は様々です。

その一方では、都会生活に疲れ、地方での総合診療や家庭医療に魅力を感じるも、開業資金がなく、地方で開業出来ない医師が、少なくありません。

このままでは、都心に医師が集中し、地方では足りないという医師偏在は進む一方です。医療保険の改正で、遠隔診療が大きく取り上げられています。画像診断、心電図、睡眠時無呼吸症候群など、遠隔診療に加算がつくようになりました。

しかし、患者さんは古今東西、聴診器を当て、町の世間話を聞いてくれる〝かかりつけ医〟を求めているのではないでしょうか。

精神疾患の治療にＥＣＴを
——抗うつ剤の副作用

松岡家の本家は、松本市にある精神科病院の医療法人愛生会「松岡病院」です。

かつて、私は信州大学に勤務し、内科学を学んでいました。そして、バイト先である松岡病院では、叔父から現場で精神科を学びました。

特に、「電気けいれん療法（ＥＣＴ）」が、うつ病の治療に効果があるということを、現場で目の当たりにしました。

また、抗うつ剤であるＳＳＲＩ（選択的セロトニン再取込み阻害薬）が、いかに副作用が強いかということを、現場で体験もしました。

その後、東京西新井の成仁病院で、ＥＣＴのモニターシステムを開発しました。多数の精神疾患患者さんが、ＥＣＴで改善していくのを目の当たりにし、もっと普及すればと強く思っております。

現代社会は心理ストレスが多く、誰もがうつ病や、双極性障害になるリスクが潜んでいます。

そのため、安易な抗うつ剤の投与は、副作用で病状を悪化させ、病気の泥沼に入り込ませてしまいかねないのです。

『抗うつ剤の功罪』（デイヴィッド・ヒーリー著、みすず書房二〇〇五年）という本でＳＳＲＩの投与の危険性に

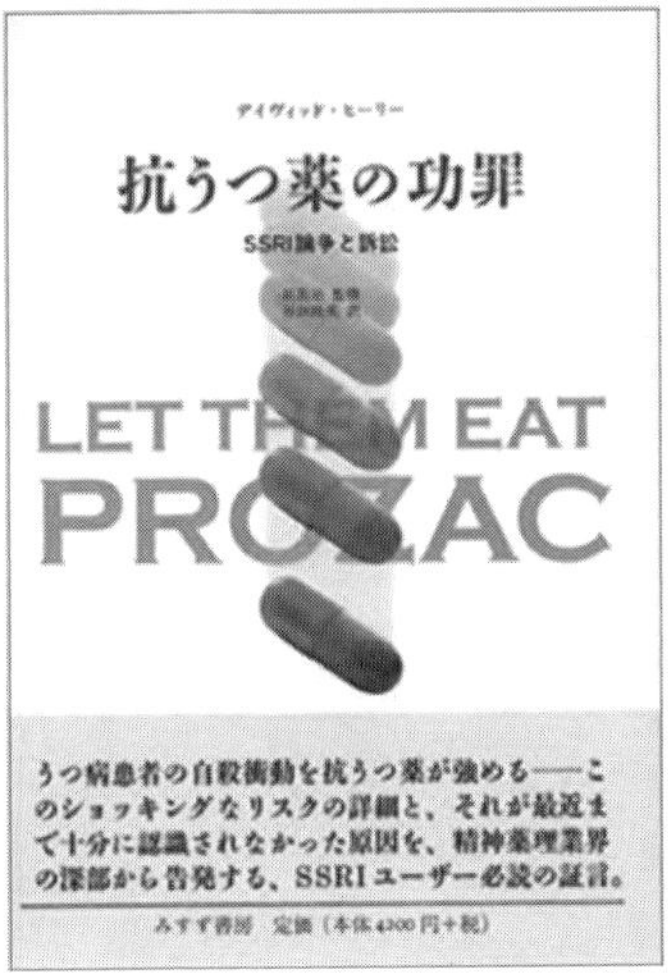

デイヴィッド・ヒーリー著（2005）
みすず書房

唖然としました。

精神科分野にＥＣＴ、芸術療法、行動療法など薬剤投与以外の療法が発達することを強く望みます。

金メダルは相澤病院の志
――相澤病院職員、小平奈緒選手の金メダル

二〇一八年の平昌オリンピック、スピードスケート女子五〇〇ｍで、小平奈緒選手が金メダルを獲得しました。

私は、この瞬間をテレビ観戦しましたが、涙が自然に溢れてきました。このことには、自分自身が一番驚きました。この感動を自分なりに分析してみると、故郷を想う気持ちと金メダルが重なったのだと思います。

小平選手のスポンサーである、相澤病院の相澤孝夫先生を、母校である松本深志高校、信州大学付属松本中学校同窓の誉れと感じたのか、いずれにしても心を揺さぶられる感動

を覚え、それが涙となって溢れ出ました。

相澤先生は、信州松本で一九〇八（明治四一）年に開院した開業医の継承者です。同じ信州大学付属病院内科に就職し、彼は第二内科に、私は第一内科に入局しました。その後、私は、故郷の松岡医院の後継ぎという立場を捨て、上京しました。一方の彼は、大変な苦労をして相澤病院を日本トップクラスの病院に再生しました。一一五年以上の歴史ある病院を継承する、その苦労は並大抵ではなかったと思います。

お調子者は、小平選手が相澤病院のブランドアンバサダーになって「莫大な宣伝費ゲット」と見るかも知れません。

しかし、私にはそう見えません。

これは神様の御業だと思います。

相澤病院は単なる医療法人でなく、「自治体に代わって」公益性の高い医療を担う社会医療法人財団として活動しています。

相澤先生の志が、小平選手の金メダルという偉業を成し遂げたのだと思います。

相澤先生にも、信州医療人と中・高校同窓の誉れとして、金メダルを贈りたいと思います。

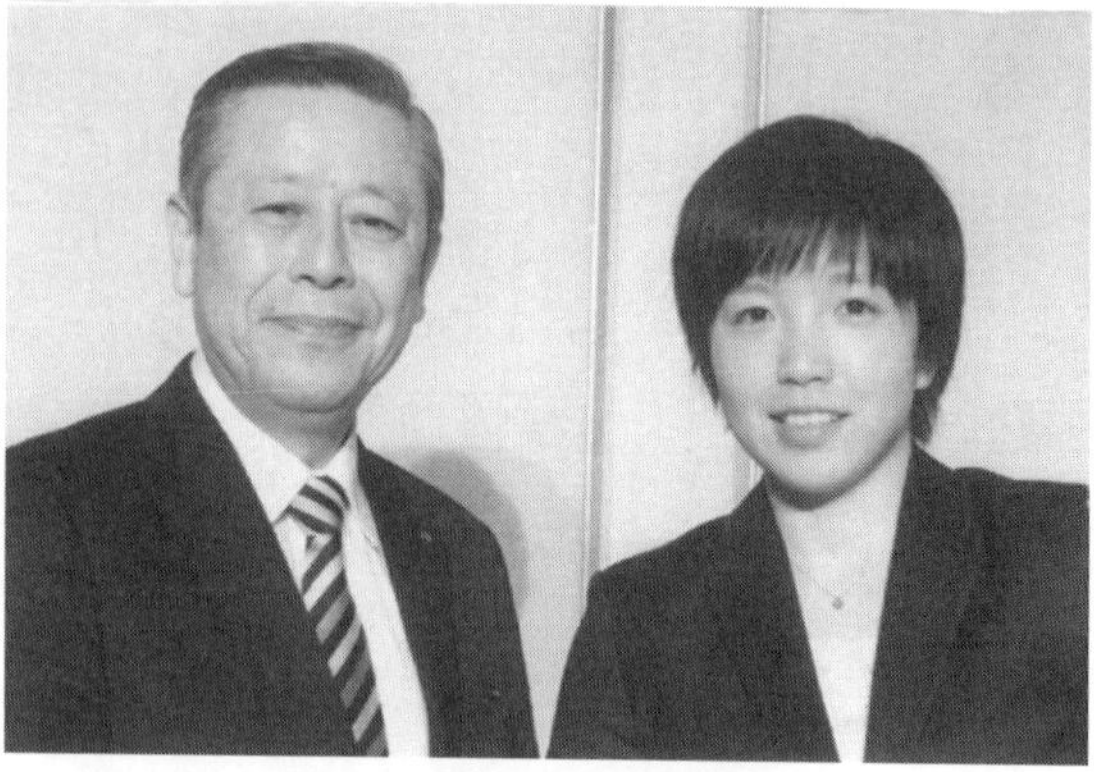

左が相澤孝夫先生　右が小平奈緒選手

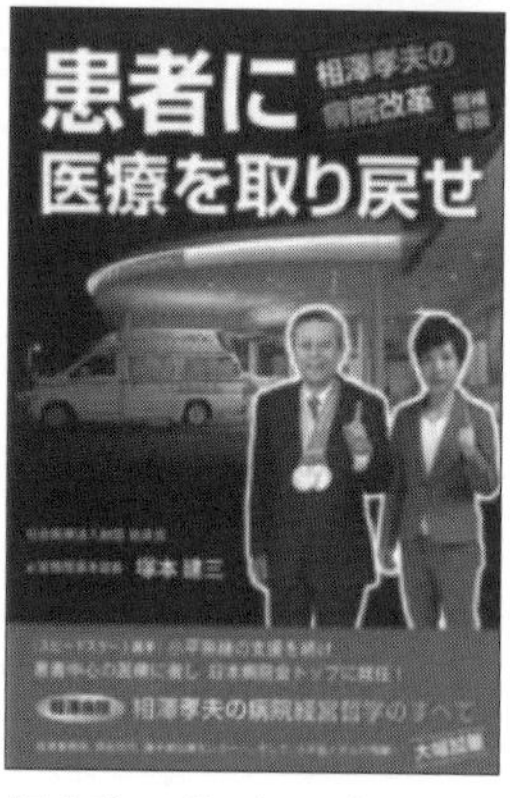

塚本建三著（2018）
信濃毎日新聞社

相澤病院創業110年記念誌

医師不足が医療低下を招く
——首都圏こそ医師不足

医師になってから、住居は下北沢と代々木で、都心のど真ん中でした。勤務病院は、埼玉、茨城、千葉、神奈川県とすべてが首都郊外県でした。したがって、通勤ラッシュを味わったことがありません。通勤時間帯が、読書や音楽鑑賞の趣味時間であったことは幸せでした。

さて、首都圏の医師は足りているのでしょうか？

答えはＮＯです。

特に、茨城県は深刻です。茨城県の北部は、福島第一原発事故の影響もあり、拠点病院の医師数は激減しています。

なぜ、東京都以外の首都圏の医師が不足しているのでしょうか？

首都圏の人口は、東京のベットタウンとして増加しています。しかし、人口当たりの医師数が足りないのです。全国を県単位で見ると、茨城県は北海道に次いでワースト二位となっています。

一人の医師が診ることができる患者さんの数には、限界があります。

どうして医師を増やしたくないのでしょうか？

医療関係者や厚労省の一部官僚の中には、医師が増えると医療費が増えると考えているのです。そして、「医師が増えると儲からない、歯科医のようになりたくない」と健康よりも利益優先に考えているのです。

しかし、私はこう考えます。

医師不足こそが健全な競争をなくし、医療の低下を招くのです。

千葉県成田市に平成二九（二〇一七）年に開設された国際医療福祉大学医学部のように、首都圏での医学部新設が必要なのではないでしょうか。

看護師不足は患者さんの生死に直結する
――看護師の数も西高東低

医師の数は西高東低ですが、看護師の数もまた、圧倒的に西高東低です。特に、東京近郊の看護師不足は深刻な問題となっています。

人口一〇万人対の就業看護師が多いのは、高知県、鹿児島県、佐賀県と続きます（厚労省二〇二〇年）。これらの県では、東京都の二倍近い看護師が就労しています。看護師が不足すると、医療事故が起こりやすくなります。

米国の研究で、救急病棟や外科では、看護師が一〇％増えて患者さんの死亡率が五％低下したという報告があります。看護師不足は、患者さんの生死にも直結するということを意味します。

日本では、以前よりも、看護師さんの地位が高くなり、その数も増えました。しかし、患者さん七対看護師一配置の体制でなく、六対一、五対一にすべきです。

また、地域偏在を解決するためには、当然、労働条件を改善することが必要です。同時に、地元での育成数を増やすことが重要となってきます。

そのためには、看護大学を増やし、地道に育成するしかないのです。

首都圏のリハビリ療法士育成は急務
――理学・作業・言語の各療法士が不足

高齢化が進み、リハビリが必要な患者さんは、増加の一途を辿っています。

かつて、リハビリは、怪我や脳卒中の回復期が主なものでした。しかし、最近では、心筋梗塞、COPD（慢性閉塞性肺疾患）、癌手術後など、様々な疾患で行われるようになっています。

また、リハビリは、急速に進歩しています。日本に二三五〇人（二〇一九年）しかいないリハビリ専門医は、どこの施設でも、引く手あまたです。

東京都の理学療法士の不足は、これもまた深刻となっています。一方で、九州では、関

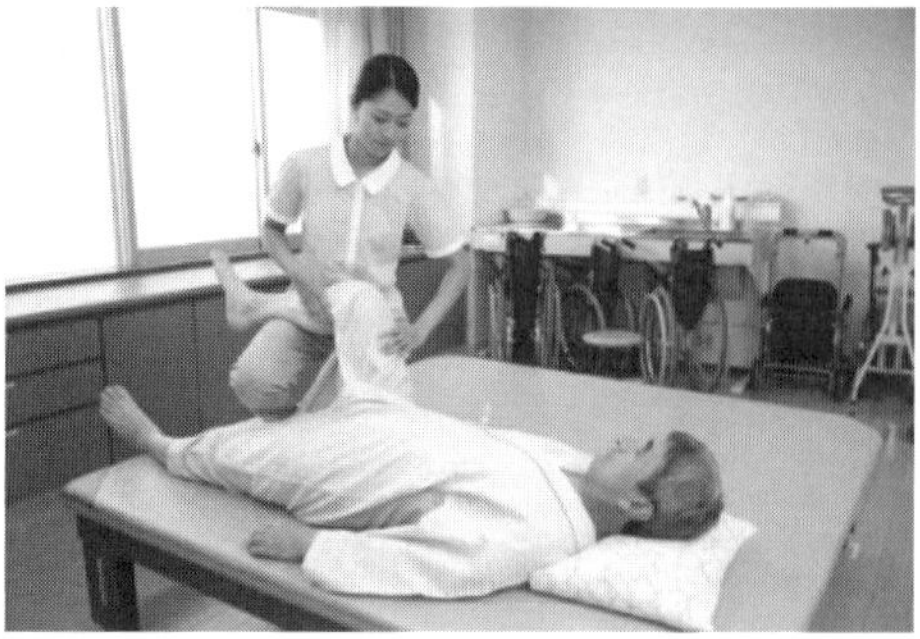

東地方の倍以上の理学療法士が就労しています。

ここまでの格差が発生した理由は、なぜでしょうか？

それは、首都圏に養成機関が不足しているからなのです。

私は東日本大震災の時、北茨城を主体にボランティア活動を行っていました。そのとき、リハビリの重要さを痛感しました。仮設住宅に入居した方が、運動不足で足腰が弱り、その後の寝たきりの姿を容易に想像できたからです。

様々な疾患でリハビリのニーズが高まる中で、このままの療法士不足は大きな問題となってくるでしょう。

育成機関を設立し、この不足問題に立ち向かっていかなければなりません。

コラム

看護学校こぼれ話――看護学生は医学生以上に真剣

ある病院の院長のときに、看護専門学校の学校長を兼任したことがありました。看護学生は、医学生以上に学ぶ姿勢が真剣であり、優秀でした。医学生の講義準備よりも、看護学講義の準備に時間をかけたことを覚えています。

看護学校にて、キャンドルの中で厳かにおこなわれた載帽式に参加しました。戴帽式とは、看護師を目指す学生たちが初めての病院実習に臨む直前に、教官が学生一人一人にナースキャップを与え、看護師を目指すものとして職業意識を高めるために行うセレモニーのことです

看護学校では、「五臓六腑」というジャズバンドを結成し、サックスを吹いたりして教師を楽しみました。

また、卒業懇親会にて「松岡健」をもじって「松健サンバ」を踊り、腰痛になったのは良い思い出です。看護学校から、たくさんの卒業生が私の病院に就職し

てくれました。

今の保険制度は、昔と違い看護師の人数により保険費加算が増えます。患者さん七人に対して、看護師一人の加算（7対1）を請求できます。

看護師さんが、病院の健全財政化に貢献していることは、言うまでもありません。

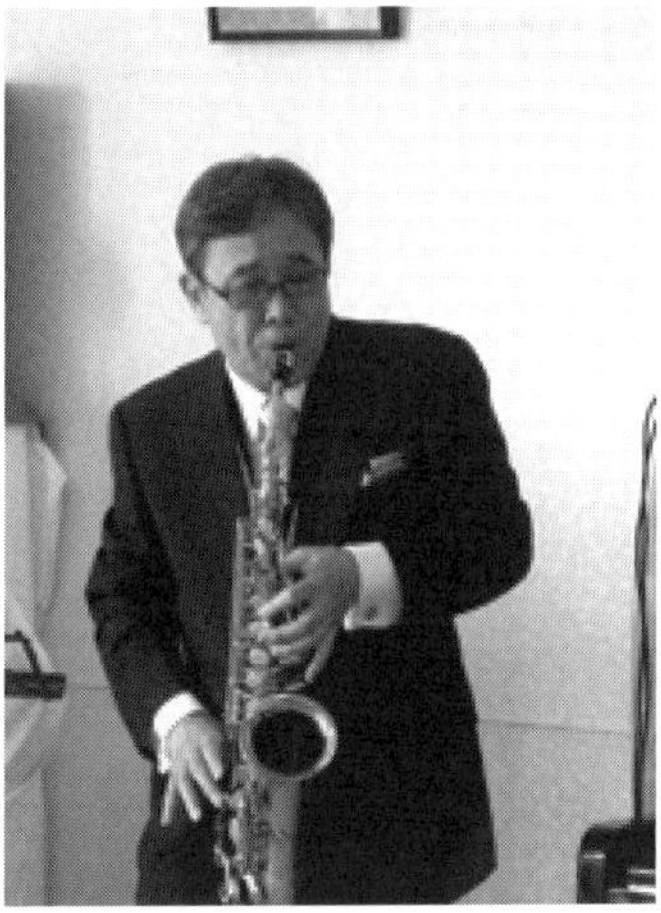
病棟コンサートにて

エリートは後から周囲が判断し、リーダーは過程で決まるもの
――エリートはリーダー？

自らを、エリート大学の学生・エリート社員などと名乗る人は、およそ信用出来ません。エリートとは、目標とするのではなく、周囲が後から判断するものです。

後から決まるエリートとは異なり、リーダーは過程で決まるものです。勉強でも、遊びでも、仕事でも、何かを成し遂げる時に、その過程でリーダーを決めます。力を借りたり、説得したり、準備したりする中で、リーダーは決まっていくのです。

大学は、エリートを養成するのでなく、リーダーシップを取れる人を育成しなければなりません。

大学卒業後は、様々な場面で社会を支え、イニシアチブを取れる人となってもらいたいものです。

医師が活躍できる場所は病院だけではない
――白衣を脱ぐ医師が増えている

禁煙薬で有名なファイザー製薬。二〇一七年、この日本法人の社長に金沢大学医学部卒の原田明久先生が就任されました。

二〇一七年末の衆議院選には、全国で、四一人もの医師有資格者が立候補しました。前回の衆議院選では、二二人でした。ほぼ倍増したことになります。

ヨーロッパで有名なコンサルタント会社のローランド・ベルガー。この日本支店には、一〇名近くの優秀な日本人医師が勤務しているようです。米国のコンサルト会社のマッキンゼー・アンド・カンパニーもしかりです。

旧世代の医師でさえ、マルチに活躍していました。ちなみに、祖母の弟の故松岡文七郎は、京都帝国大卒の医師でしたが、長野県会議員であり、八代目松本市長でした。

私も日本の医学部の白い巨塔に飽き足らず、四年間パリ大学に留学しました。そして、国際保健機関ＷＨＯ職員に挑戦しましたが、夢破れ、その後日本の大学医学部にどっぷり浸かってしまいました。

一方で、マルチ医師への反対意見として、「医者は医療に専念すべき」という考えはよく理解出来ます。

患者さんにとって、マルチのドクターは診療時間が限定的になり、

「マルチの先生に命を託してよいのだろうか？」

と、心細さを感じたりするでしょう。

どちらが正しいのか？

解答はないでしょう。

しかし、社会のダイバーシティが推進される中、若いドクターが、白衣を脱ぎ、マルチに活躍する時代が、間違いなくやって来ています。

教育改革は進んでいるか
――教育崩壊の現実

通勤電車に乗ると、乗客のほとんどが、スマホを見ています。本を読んでいる人は、漫画本が一人と、受験の参考書が一人です。昨今、本という活字媒体は、売れ行きが益々減少しています。出版社が、私の本を出してくださらない理由が、この光景を見てよく分かりました。

現代人は、スマホやコンピュターの利便性に振り回されています。人間としての歪みや、教育崩壊が起こっているのではないでしょうか?

筆で文をしたためる人は、もはや化石化していますが、筆でお手紙をいただくと心が躍るものです。

大学には少子化の波が、否応なしに押し寄せており、大学経営には冬の時代が訪れています。国立大学では統合・再編が進んでいます。二〇二四年には、国立の東京工業大学と東京医科歯科大学が統合した東京科学大学が開学予定です。

文科省は、二〇一八年、学生の東京への一極集中化を緩和するために、地方大学・地方創生法により東京二三区内の私立大学・短大の定員を抑制する告示を出しました。これによって、二三区内の大学は平成三〇（二〇一八）年から一〇年間、例外事項を除き原則定員を増やすことができなくなりました。

ただ東京二三区だけというのは、理屈が通りません。東京都や私大連盟は、国に対し、見直しや撤回要求をしてきました。二〇二三年六月、国はこれを改正し、情報系の学部・学科のみ定員増を認める例外措置が導入されましたが、限定的です。

一方、学習塾ビジネスは花盛りです。駅前には、塾の看板が散見されます。かつて住んでいたフランスをはじめ、ヨーロッパや米国に塾はありませんでした。

戦後、我が国の教育が崩壊したと言われています。二〇二四年で戦後七九年たちますが、教育が改革されたかは、甚だ疑問です。

患者さんの心を揺さぶるような医療を
――サマーキャンプ ボランティアドクター

子供の教育ほど、親の思うように行かないのが世の常です。

私も、ご多分に漏れず子供そっちのけで仕事仕事の日々でした。

娘は私の背中を見て育ってくれたのか？

早めに親離れができたのか？

医師を継いでくれたことには、ホッとしています。

先日、娘が大変お世話になったサマーキャンプに、ボランティア医師として伺いました。

同じサマーキャンプの幼児の情緒教育ボランティアとして、ピアニストの仲道郁代さんも参加されていました。仲道さんの演奏を、お子さんたちとともに聞くことができ、幸いでした。会場が高原であり、高地のためか、「世の中にこんなに清らかで澄んだ音色があるとは！」と感動しました。

ショパン、ラフマニノフ、ドビュッシー、モーツァルトの曲が演奏されました。最後に、再びショパンのバラードを味わったときは、歓喜の涙が滲みました。ラストには、ブラボーと叫ばずにいられませんでした。

仲道郁代さんのように、無償の愛の音色で、患者さんの心を揺さぶるような感動を与える医療をしたいものです。

コラム

誤診につながる患者さんのスマホ情報――検査の裏付けのない診断

患者さんの多くは、自分の症状から、医師の診察を受けます。

昔は診察前に、『家庭の医学』をさらっと読んで、医師を訪ね、医師を信頼し、そして、医師の診断に委ねていました。

現代社会では、簡単にスマホで、専門医学書と同じ情報を得ることが出来ます。そのため、重い疾患であるにも関わらず、軽く考えて診察前に自分で診断をつけてこられる患者さんが少なくありません。また、その逆もあります。

医師側も、患者さん本位の医療が求められるため、ついつい おっしゃる通り、となってしまいがちです。そのため、裏付けの検査をしないまま、安易に診断してしまう傾向にあり、これが誤診に繋がってしまうことがあります。

私の恩師である、故戸塚忠政先生（元信州大学第一内科教授・信州大学名誉教授）は、

「患者さんの症状を天与の黙示と思い、意味づけしなさい、安易に診断をつけて

はいけない」

とおっしゃいました。

医師は何年も医学の勉強をしてきていますが、図書館ほどの情報はありません。「スマホ医学書から得た、頭でっかち患者さん」には、どう対応すればよいのでしょうか?

そんな時、私の役に立っているのが、実践心理学です。患者さんとのラポール「信頼」関係構築こそが重要です。

今でも三分診療にせず、電子カルテばかりに向き合わず、患者さんの症状である天与の黙示と訴えを、アイコンコンタクトしながら傾聴しています。

4章

病院経営の心得

大学病院経営も一万円札を頭の後ろに貼れ
——学長と理事長

一章でも触れましたが、

「医師たるもの一万円札を額に貼るな、貼るなら後頭部に貼れ」

は、私の祖父の家訓心得です。

開業医としての医師の心得は、大学病院勤務医にも当てはまります。

つまり、医師は利益を追うのではなく、しっかりと患者さんを診察して、その後、報酬を頂きなさい、という家訓なのです。

東京医科大学の学長は、いつの時でも、教授会で決定していました。そのために主任教授が、学長に就任することになります。

一方で、理事長は、理事の互選により決まります。かつては、主任教授でない同窓会幹部や、経営に長けた医師がなり、経営手腕を発揮していました。

結果として、学長と理事長のバランスが取れていたのです。

しかし、東京医大で不正問題が次々と起きた頃の二代は、主任教授が学長に就任した後に理事長に就任するということが続き、バランスが崩れてしまっていたのかも知れません。

通常、主任教授というのは、一万円札を額に貼るタイプではありません。教育や研究、臨床に長けていて、経営は苦手の方が多いものです。

東京医科大学の裏口入学事件は、理事長と学長の相互チェック機構が働かず、両者が逮捕されるという、最悪の事態になってしまいました。

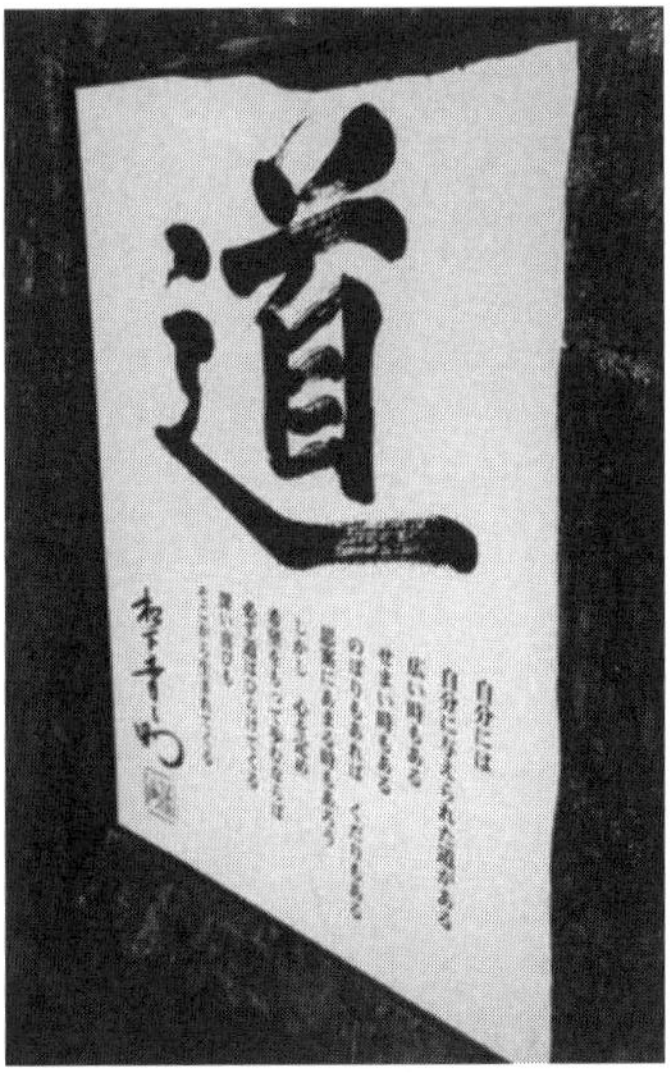

松下幸之助創業の地記念碑
（大阪市福島区大開１丁目）

またその原因が、学事であったことは、医師養成が最大ミッションである東京医大の体制に、問題があったのかも知れません。

外野から言わせてもらえるなら、理事長は、白衣を脱ぎ、医学の学会から遠ざかり、官僚と戦うことが出来る、松下幸之助のような、そんな人が望ましいのではないでしょうか。

赤字病院全職員の意識改革
——無記名アンケートで職員の意識調査

かつて私が三三億円という赤字を抱える病院の院長になり、すぐに着手したことは、全職員へのアンケートでした。病院のことをどう思っているのかを、把握する必要があると考えたからです。

無記名形式でアンケートを行い、全職員の経営参画への意識調査を行いました。内容は、

①職場における反省点

②今後どうすべきか

というものでした。

八一四名の回答には、

「新病院長、この病院を助けてください」

「水漏れのする女子ロッカーを補修してください」

などがあり天与の声として大事にしました。

しかし、職員自らの自己反省は少なく、とくに看護師のアンケートは医師に対する不満に満ち溢れていました。謙虚な反省や、前向きな意見も少なからずありましたが、期待していた回答にはほど遠いものでした。

「自分はしっかり仕事しているが、他の人が悪いため低迷している」

と、責任転嫁の体質であったのです。

このアンケートにより、大部分の職員は現体制の日常に満足していないことが判明しました。

職員の意識改革こそが、私のやらなければならない急務でした。

アンケートにあった女子ロッカールームの水漏れは、すぐに補修しました。さらに、当方から姿見の大鏡を謹呈し、身だしなみチェックと美容維持に役立ててもらいました。

大変好評であったことは言うまでもありません。

赤字病院を三年後に黒字転換

――目標と戦略の共有

どのような組織でも目標が必要であり、その方法を構築しなければなりません。

さらに重要なのは、決定した目標を、リーダーが全職員に連絡し、全員で共有することです。

これには必然性があります。

ものごとは最初が肝心です。

実現可能な目標と戦略を作るために、まずは幹部によるワークショップを開きました。幹部が目標を共有し、方略を共に行わなければ意味がないからです。

そのため、会は「KJ法 川喜田二郎の問題解決方法」を駆使しながら進めました。

目標と戦略を、数値をベースとして決定していきました。数値を主体とした理由は、目標への達成度合を評価する際に、測定が可能だからです。そこから、報償システムを作り上げることもできました。

報償システムについては、後ほどご紹介します。

こうして作り上げた目標と戦略を、全職員で共有し、達成のために全員で取り組むのです。

これが、質の高い病院組織構築の第一歩でした。

その結果三三億円の赤字病院を背負い、三年後の黒字転換を目標として運営し、達成することが出来ました。

目標達成の理由は、実現可能な目標と戦略を提示したこと、そして、全職員が必ずやり遂げる信念を持ってあたったことにあると思います。

幹部六人と共に、泊りがけで熱く討議したことを、今でも忘れることができません。

病院経営の原点は患者サービス
――率先垂範

私の父は、海軍大尉でした。

幼少のときは、父に連れられ、第二次世界大戦の山本五十六連合艦隊総司令官の映画を、よく見に行きました。

私は、山本五十六に憧れました。

そして、海のない信州に育った私は、海が大好きになりました。

医師になって、私は、防衛医科大学校で教官を経験しました。防衛医大には大きな心を持った医官が多い気がします。

横須賀にある潜水医学実験隊には、呼吸生理学の研究で、よく出掛けました。

すべての基地建物には、海軍五省（ごせい）と山本五十六の言葉が飾ってあります。

「やってみて、言って聞かせて、させてみて、褒めてやらねば、人は動かじ」

海上自衛隊のすべての長は、率先垂範を行っていました。

ちなみに、横須賀の町は、かっこいい海軍制服の士官に溢れており、たくさんの海軍文化を味わうことが出来ます。

私も、病院長時代は、すべて率先垂範をしました。

たとえば、朝の八時台に週三回、病院玄関に自ら立ち、患者さんに対しコンシェルジュを行ったのです。そこに立つことにより、患者さんの苦情や、病院の問題点が明らかになりました。

また実際に、自ら車椅子を押すことにより、院内の坂道など、建物の不具合がよく理解出来ました。

率先垂範により、病院全体がよく見えるようになったのです。

病院経営の原点は、患者サービスです。そのトップである病院長が、率先垂範して患者サービスを行えば、職員も動いてくれるようになります。

その結果、たくさんの利点が得られるのです。

仕事の再定義
――生産性を高めるワークシェアリング

病院運営の中で、職員一人一人の生産性というのは極めて重要です。生産性の向上により、病院が活性化し、活力の源泉となります。

病院は、医師や看護師などの、国家資格を持つ職人の専門集団です。ですから、生産性は、「肉体労働的生産性」よりも「知的生産性」が追求されます。

しかし、どこの病院でも、人手が足りなく、「忙しい、忙しい」と、不平不満が充満しているのが現状です。

一日は、古今東西二四時間しかありません。

その中で、一日の仕事量が多すぎるから、現在が忙しいのです。

だからこそ、効率良くワークシェアリングをすることが重要になってきます。

忙しいときには、医師や看護師などが相互で乗り入れて、肩代わりをします。

ワークシェアリングのためには、「仕事」を再定義し直すことが必要です。私は、各科で、各チームで、徹底的に話し合う機会を設け、そこで「仕事」を再定義しました。「仕事は、誰かが、誰かに与えるもの」という指示待ち体質。「仕事は、上から下へと流れて行くもの」という先送り主義。もしそうであるなら、「仕事」を見直し、再定義する必要があります。仕事は、「目的は何か」、「何を実現したいのか」、「なぜそれを行うのか」を再定義することから始まります。

黒字化の要は医師の入れ替え
――医師の学閥主義はいらない

どんな時代でも、病院経営の原動力は、医師であることに変わりありません。良くも悪くも、医師は、他の職種の職員に、影響を与えます。各セクションのチームリーダーは、医師であり、その役割はとても大きいものです。

その医師が、人間としての基本的マナーに乏しく、挨拶も場に応じた言葉遣いも出来ないということがあります。

その上、協調性がなく、患者さんに対して誠実でないのなら、そのような医師は病院には必要ありません。

例えば、医師が、救急患者さんを断るのが日常茶飯事だと、何が起こるでしょうか。救急隊からのクレームが、山のように来ます。

学会発表もせず、参加もしない、論文も書かないとなると、どうなるでしょうか。専門性の向上もなくなり、総合的に患者さんを診ることが出来なくなります。ただ医師免許を持つ人間の集まりとなると、病院経営にとっても不具合が起こります。

私は、病院改革の柱として、医師の入れ替えと、定員増加募集を行いました。

医師の入れ替えにより、医師同士の競争が生まれ、切磋琢磨しレベルが向上しました。

定員数の増加により、様々な大学から人が集まり、大きな刺激となりました。

約二年かかり、九八・〇%だった母校出身者は、六四・七%になりました。

定員も一・四倍となり、出身大学も二六大学と増え、多くの人材が集まりました。

学閥にこだわらず、幅広い人材を集めた結果、医師相互の切磋琢磨に繋がったこと。

これこそが、黒字化の大きな一因でした。

医療経営に必要な信念
——重要なのはトップの人間性

素晴らしい事業方針と経営方針があれば、素晴らしい病院でしょうか。

トップに立つ人間が、性格に問題があったり、不健康であったりしたら……。

もし、そうであれば、病院長や理事長といっても、名ばかりにすぎません。

医療界は白い巨塔です。

必ずしも、楽観主義者だらけで良いというような単純なものではありません。

一つの病院や法人が、楽観主義者ばかりで構成されていたら、どうなるでしょうか。

おそらく放漫経営で破綻してしまうでしょう。

逆に、悲観主義者ばかりでは、リスクを過剰に恐れ、新規事業や適切な資本投資を行えなくなります。結果、倒産の道を歩むことになるかも知れません。

病院のトップに必要な資質は何でしょうか。

両方のバランスを取ることのできる、「知恵」と「柔軟性」のある人物が必要であると考えます。

トップたる人間のパーソナリティーが、医療経営には極めて重要です。

医療経営で成功しているトップの先生方に共通するのは、

「世の中のために、本当に役立つ医療を提供しよう」という信念です。

自分の欲望のみの事業は、必ずしも成功しません。

自分の欲望から離れ、理想を考え、それを実行したときに、事業は成功するのです。

トップは、経済感覚を持つことも重要です。しかし、トップ自身が人間性を磨くことは、もっと重要だと考えます。そして、たとえ事業に失敗したときでも、「運が悪い」と思わないことです。

「事業をする心構えや方法等に、大きな間違いがあった」と、天が教えてくださったのだと、陽転思考をすることです。

最悪の状況でも、生きてさえいれば、必ず盛り返すことは出来ます。

私は、何回も挫折を味わっています。その間はリハビリ期間と考え、人間形成に時間を割いていました。

今でも毎日欠かさず一日一言を読んでいます。

現在、毎朝、自分のために朗読しているものをご紹介します。

中村天風、森信三、吉田松陰、行徳哲男先生方の教えの本です。

目標達成と評価
――達成への意欲とアワードの構築

測定可能な目標を設定した後には、評価をしなければなりません。

組織の目標を達成した部署と、達成しなかった部署の差をつける必要があります。

また、目標達成のためには、途中経過を全員に公表することも大切になってきます。目標達成のためには、アワード（報償システム）を、目標設定の段階から構築しておくことが重要なのです。

アワードを設定し、目標の進行状況の途中経過を知らせることで、達成への意欲が湧いてくるのです。

以前、アワードが成功した事例があります。

看護師のキャリアアップのために、専門ナース（糖尿病、緩和、褥瘡等）の取得を目標に掲げました。そして、達成した場合は報償を与えることをコミットメントしたのです。

専門ナースを取得した場合には、月約一万円アップの昇給を約束しました。

その結果、多数のナースが専門ナースを取得することに繋がりました。

このことが、三年後の病院全体の目標達成に大きく貢献したことは言うまでもありません。

健全財政構築のために
――安全管理の把握は早朝に

病院の業務は午前に集中します。

病院長時代に、私は早朝から総婦長とともに院内の見回りを行いました。医療事故の防止を目的にした、ごみを拾いながらの医療安全回診です。

結核等の院内感染には特に気を使いました。

総婦長のリスクマネジメントの視点は、的確で素晴しく、何度も医療事故を未然に防ぐことができました。

総婦長のお陰で、看護部は充実し、病院の中で最も大きな組織となりました。

「病院の理念を理解し、全体を見ることができる人材」が病院に多くいることは、健全財政構築に極めて重要です。

生産性がもっとも上がるのは早朝
――病院は早朝が勝負

幼少のときは、早起きをするのがつらかったものです。

なかなか早起きができなかったため、よく祖父にたたき起こされたのを覚えています。

英語が苦手だった中学時代は、早朝にラジオ英語講座を聴いていました。

私が早起きに変わったのは、フランス留学の時からです。パリのサン・タントワーヌ病院は、役職がある人ほど、早朝出勤だったのです。

当時の日本の社長出勤、重役出勤とは、まったくの逆でした。

フランスの夏は、日の出が早いため、サマータイムが導入されています。生活が一時間早くなるサマータイムは、非常に合理的なのです。

前項で「安全管理の把握は早朝に」と書きました。

分刻みの生産性が最も上がるのは、早朝です。

朝、のんびりと会議をやっている病院は、活性化されていきません。

人間の脳を鍛える方法としては、朝が最も良いということもよく知られています。

私は、早朝、音楽を聴きながら、ランニングをしています。

この毎朝の習慣により、一日の段取りを明快に決めることができるのです。

病院は早朝が勝負なのです。

自治体病院危機の原因
――自治体病院も赤字解消の企業努力を

私は医師になってすぐ信州大学第一内科に入局しました。

今から五〇年以上前、地方拠点病院は、国公立、自治体病院でした。設備も充実しており、若い医師にとって、憧れの就職先だったのです。

現在、私は、長野県立病院機構の相談役をしています。

多くの国公立病院は、様変わりして、赤字を抱えるようになりました。その上、医師不足で民間に委託することを考えており、危機的状況です。

なぜこのようになったのでしょうか？

背景には、医療需要の高まりに、国や地方の財政が対応しきれていないことがあります。

医療費の増加が国や地方の財政を強く圧迫しているのです。

このような背景の中で、自治体病院は企業努力をしているのでしょうか？

民間病院で三三億円の赤字を抱えて改善した私から見れば、自治体病院への毎年の多額の財政支援は、羨ましい限りです。自治体病院も、赤字を垂れ流し続けることを、やめなければなりません。

健全医療経営を目指し、民間病院と同じ土俵で勝負する時代に突入したのではないでしょうか。

アウトソーシングの落とし穴
——外部委託は価格だけでなく内容と質の検討を

現在では、おしゃれなカフェが入っている病院が多くなっています。

私の留学当時、パリ大学サン・タントワーヌ病院には、入り口に素敵なカフェがありました。よく白衣姿でクロワッサンとカフェ・オレを楽しんだものです。

そんな経験があったために、カフェやコンビニのアウトソーシングは、患者さんサービスとして積極的に導入しました。某有名カフェには蹴られてしまいましたが、コンビニの

am/pmがカフェも併設するということで入っていただきました。職員や学生には五％引きにしたため、大変好評でした。

しかし、臨床検査部門や給食部門などの、患者さんの治療に関係するアウトソーシングは、注意が必要です。質の保証ができない場合は、たとえ経費節減でも医療分野ではやるべきではありません。

導入する際には、相見積もりを取り、コンペティションを行うべきです。ただし、価格のみで判断してはなりません。

私が病院長のとき、検査部門を外部委託するにあたって、三社でコンペティションを行いました。

見積もりの結果から、事務方は価格の安いB社を推してきました。しかし、コンペでのプレゼンを聞いてみると、B社は感染検査部門での質に懸念を感じました。

その結果、価格のやや高いA社に決定したという経緯があります。

安ければ良い、経費削減できれば良いのではないのです。

しっかりとコンペティションをして、価格だけでなく内容と質を検討して選定することが重要なのです。

その後、病院の近隣の保養所でミストサウナによるレジオネラ菌の肺炎大量発生と死亡事故がありました。

病院が外部委託したA社の感染検査部門が大活躍したのは、言うまでもありません。

職員との信頼関係
——病院長に運転手付きの車はいらない

私が病院長に就任する以前から、黒塗り病院長車が二台ありました。専属運転手が暇なときには週刊誌を読んでいる、という姿を時々目にしたものです。

病院長に就任した直後、即二台とも売却し、運転手は転属させました。保守的な理事会には、他の病院管理職にも影響するということで、反対されました。それでも、売却を強行しました。

健全経営を考えるとき、収支は二の次です。

重要なことは、そこに従事している職員が楽しく働けているかです。

そのためには、病院長は私利私欲のない人物でなければなりません。

職員と共に、患者さんが、信頼感を持ちえるように、病院を整備することです。

その事が健全財政の基本的な考え方です。

現場の病院長が、黒塗り病院長車を権威の象徴のように乗り回していてはどうでしょうか。

職員の気持ちも考えないことは、健全経営にはありえません。

病院長に、贅沢な黒塗り車はいりません。

経費節減の落とし穴
――病院経営に無駄・無理は付き物

経営健全化を、お金勘定の話だけと考えた場合、赤字を抑えるためには、費用削減という作戦があります。

費用という、マイナス要素を圧縮すれば、利益は確保されます。しかし、一般企業と違い、医療経営には、無駄・無理は付き物です。

患者さんは、病院の開いている時間に合わせて、急病になってはくれません。

病院事業は、無駄・無理をすることにより、事業の理念、即ち、患者さん本位の医療が達成されるのです。

医療経費を削減して生き残れている医療機関を、私は知りません。

また、人件費カットは、人海戦術ベースの医療事業には合いません。

厚生労働省は残業するな、残業手当てを出すな、と指導します。

厚生省、労働省の役所統合により過労死は減少した、と思われます。しかし、両省庁の統合は、医療事業の本質には合わない気がします。

地域に密着した病院の象徴
――病院の市民講座は大事なイベント

我が国における病院の市民公開講座の歴史は浅く、まだまだ改善の余地があります。

ある自治体の市立病院でのことです。

市立病院の存在意義を忘れ、市民と遊離してしまいました。

結果、公務員や医療従事者にありがちな、サービスを「提供してやっている」、「診てやっている」といったお役所的な考え方になってしまいました。

しかし、時代は、既にパターナリズム「父権主義」を否定しています。

「市立病院」でなく「市民病院」でなければなりません。

病院の市民公開講座は、「医療が地域に密着している象徴であり極めて大事なイベント」です。

総合東京病院（中野区江古田）の市民公開講座にて、「大きないびき・無呼吸が心筋梗塞・脳梗塞を生み出す」という題で講演しました。

この病院は、急成長している都内有数の病院です。

創始者である理事長の渡邉一夫先生は、私が尊敬している医師です。

郡山市に一代で地域密着型病院群を築き、総合東京病院では、市民公開講座を強力に推進しておられます。

月四回の市民公開講座が開かれ、まれに見る開かれた病院です。

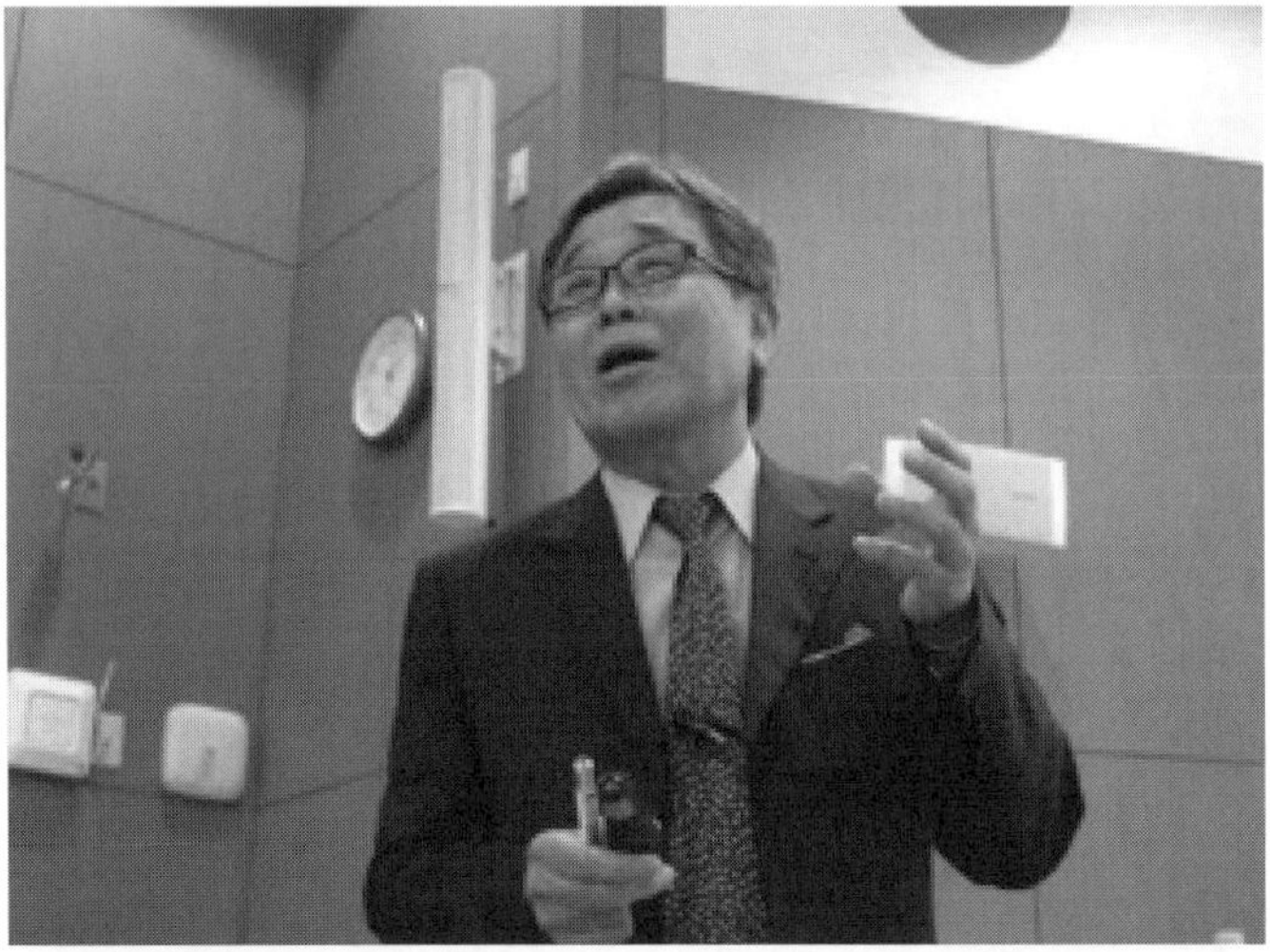

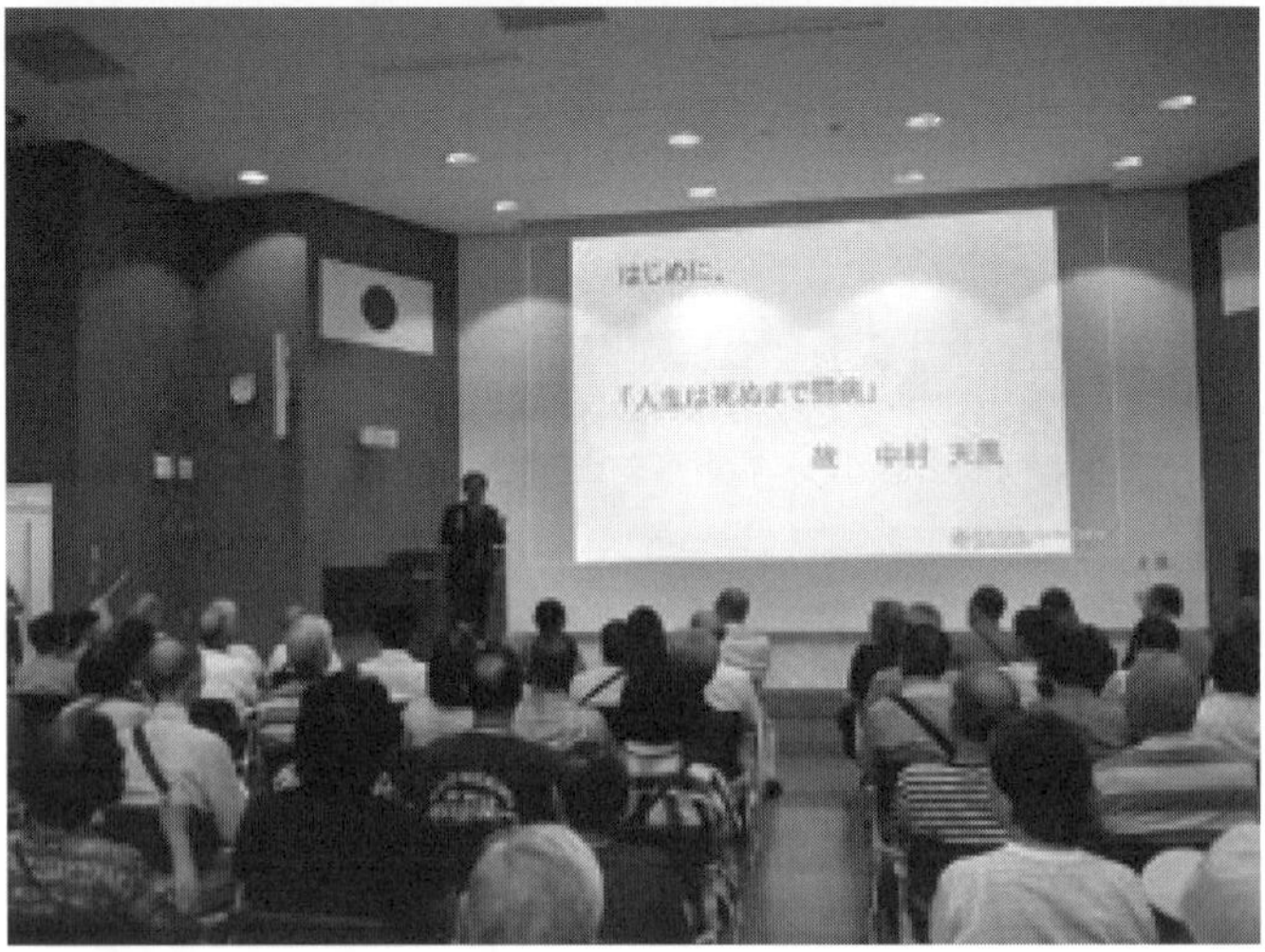

市民公開講座にて

土曜日にも関わらず地域との関わりを大事にしている職員が、講演の準備を一生懸命してくださいます。

市民「聴衆」も、楽しく真剣に聞いてくださいました。私も、久しぶりの達成感を覚えた講演でした。

院内のＢＧＭは内容を吟味して
――ＢＧＭの曲に疑問

院内のＢＧＭとしてモーツァルトの「レクイエム」を耳にすることがあります。

私はこれに、疑問をもちます。

病院機能評価のサーベイヤー（調査者）として、ある大都会の病院を訪問した際のことです。院内のＢＧＭに、このモーツァルト最後の作品「レクイエム」が流されていました。

レクイエムはカトリック教会の「死者のためのミサ曲」です。

欧米では、葬儀の際にアルビノーニの「アダージョ」や、ショパンの「別れの曲」、そして「レクイエム」などが使用されます。

欧米人が、特にカトリック信者がこれらの曲を病院で聴いたら、どう思うでしょうか？国際化やツーリズムをめざしている病院で、ＢＧＭにレクイエムはいかがなものかと感じました。

私は、若かりし時にホンダ技術研究所の診療所に、非常勤で勤めていたことがあります。仕事の開始時には、ボクシング映画のロッキーのテーマが流れていました。頭がすっきりして、心地良かったことを覚えています。

音楽は、患者さんに精神的な安定を与え、自律神経症状の改善に効果があると言われています。そのため病院では、ＢＧＭを流したり、院内コンサートを行ったりすることがあります。

手術時の麻酔薬がまだなかった中世のヨーロッパでは、ときに、麻酔の代わりに音楽を流して手術が行われていたといいます。

音楽には、歴史があり、文化があります。

それらを知った上で、院内に流す音楽を吟味する必要があるでしょう。

有名な病院は、どこか歴史を感じます。

また、過去に文化の地であった場所に、病院が存在することが多いと思います。

かつて、病院長として働いていた病院も、旧海軍霞ヶ浦航空隊の所在地でした。たくさんの若い特攻隊員が飛び立ち、散っていった場所でした。この歴史ある文化の地にて、医療という媒体を通して、地域に良好な文化を与えられたことは幸せでした。

禁煙文化は病院が牽引する
――医療は文化　喫煙はそぐわない

二〇〇七年八月一日の肺の日に、茨城新聞にコラムを執筆したことがあります。記事の中で、「全力で禁煙県を目指そう」と書いています。

その当時、私は、病院長として、敷地内全面禁煙を宣言しました。当時の大学病院で、敷地内全面禁煙に取り組んでいたのはたった四大学のみでした。この時点での、禁煙への取り組みは、先駆けていたと言えます。

禁煙反対派職員からは、「患者さんが減る」と、反発されました。

しかし、この件は、マスコミに取り上げられ、全国的に報道されていくことになったのです。

結果的には、話題性が高まり、国民の関心を集めることとなりました。

そして、この病院の禁煙外来は、禁煙治療を行う患者さんで溢れるようになりました。

かつての私は、一日二箱を吸うヘビースモーカーでした。

しかし、約四〇年前に、ニコチン依存症は完治しました。

決意させたのは、パリ大学に留学した際の、恩師である教授からの一言です。

「タバコを止めなさい。副流煙は犯罪です。今から教会に行き懺悔して来なさい」とおっしゃったのです。

以前を振り返ると、食後や楽器演奏のあとの一服など、大変美味と感じていました。今考えると、美味と感じるのは単なる錯覚であり、煙で周りに迷惑をかけたことを深く反省しています。

現在、タバコ依存症の治療は、大きな進歩を遂げています。心理的方法による治療だけでなく、貼薬が保険適用されています。

前述のＣＯＰＤや肺がん検診などタバコ関連外来や検査入院は、患者さんで溢れ、病院の健全財政を生んでいます。地域住民の禁煙文化を病院が牽引しているのです。

禁煙の飲み薬の製薬企業に勤めていながら、ヘビースモーカーであった友人がいます。縁があり、同じ職場になり、時々変な咳をするので、彼に肺のCT検査を強く勧めました。案の定、肺気腫を認め、さらに肺がんが見つかり、早速手術となりました。

今では、大変感謝され、私も彼の素敵な笑顔を見ることが出来て、本当に良かったと思います。

ボランティアは自由意志
――ホスピスボランティアが病院を明るくする

ボランティアとは、「自由意志」という意味です。

私が、ホスピスボランティアの存在を知ったのは、五〇年以上前でした。

パリ大学付属サン・タントワーヌ病院に留学していた頃の話です。欧米の病院の歴史は古く、中世の時代から僧院が病院としての機能を担っていました。病院は、地域のボランティアにより支えられていました。

日本では、東京大学附属病院が、平成六（一九九四）年頃から、外来診療にホスピスボランティアを本格的に導入しました。

ホスピスボランティアにより、象牙の塔であった東大病院が、「開かれ、明るくなった」と評価されました。

私も、留学時代にホスピスボランティアに好印象を持っていたため、病院長になって、即導入しました。

そのことにより、病院が明るく変化しました。

職員や医学生、看護学生に、ホスピタリティの精神が伝播したのか、優しいスタッフが多くなったと評判となりました。

かつて、ボランティア団体の方が、講演でこのようなことをおっしゃっていました。

「ボランティアは三日坊主でも、自己満足でもよい」

やり始めれば、やりたいことが見つかり、楽しくなって長続きするのだ、ということです。

現在、市中病院には、たくさんの病院でボランティアが働いておられます。

ホスピスボランティアが病院を明るくしているのです。

ニホンザルとゴリラの違い
――勝つリーダーと負けないリーダー

かつて、フランスに留学していたころ、チンパンジーで呼吸器の機能検査の実験をしたことがありました。飼育も担当したので、そのことから動物学や人類学に興味を持ちました。

『都市と野生の思考』（鷲田 清一／山極 寿一著、インターナショナル新書）という本を読む機会がありました。

そこには、ニホンザルとゴリラの「リーダーシップの取り方の違い」について書かれていました。

ニホンザルは、勝敗を決めて、弱い者が引き下がる。勝者がすべてを独占する。これは、「勝つ論理」です。

大学医学部の白い巨塔では、教授選挙に敗れた准教授は、去って行きます。

大学病院長をしていた頃、たくさんの優秀な人材が教授選挙に負け、去って行きました。

大変、残念な思いをしました。

大学医学部は、ニホンザルの社会そのものだったのです。

しかし、ゴリラのリーダーの決め方は、ニホンザルのそれとは、対極的。力ずくで押さえるのではなく、他者をひきつける能力と、他者を許容する能力が重要だといいます。

つまり、勝ちを作らない。

みんなで、こぞって負けそうな者を助ける。

即ち、「負けない能力」です。

どんなゴリラがリーダーになるのでしょうか?

愛嬌
強さ
後ろ姿の格好良さなど、
そんなゴリラが雌や子どもゴリラに推されて、リーダーになるそうです。

現代社会は勝つリーダーでなく、負けないリーダーを求めています。ちなみに、松下幸之助さんのリーダーシップ論も、ゴリラと同じだそうです。

四月は人事の季節です。

誰かが上がると、誰かが落とそうとします。

しかし、それを繰り返すのが人間の性です。

とても生産的ではありません。

人事異動の時期は、トップに上り詰めるために、企業内では、苛烈な争いが行われています。

外資系の企業でも、日本的なリーダー争いが行われているようです。

リーダー争いで負けた日本猿は、群から去って行きます。しかし、ゴリラの社会では、リーダー争いで闘って負けたものは去るのではなく、ナンバー2として居座っているというのです。

私は、かつて大学医学部の主任教授に、四六歳で就任しました。

同窓会の先輩や同期生に妬まれたり、足を引っ張られたりしたこともありました。

男性のジェラシーは怖いものです。

添削と削除改ざん

――誤りを正し分かりやすくする添削 データを変える改ざん

大学の病院長や主任教授をしていた時には、よく書類の添削をしたものです。博士論文の添削は、データそのものを変えてはいけませんが、解釈し、読者が分かるように赤を入れました。

また、病院の公的文書も、数字を改ざんしたら犯罪ですが、理事会等で分かりやすくするために、文章を添削し、よく見直しました。

料理で言えば、原料は同じでも、調理法の違いで、フランス料理にも、イタリア料理にもなるのです。

二〇一七年に、大阪市内の学校法人「森友学園」が国有地を購入し小学校を建築した際、工事費等を改ざんして虚偽の契約書を国に提出し、補助金をだまし取った詐欺事件が世間を騒がせました。

国の公文書が、忖度とは言え三〇〇箇所も、削除改ざんされたとは信じ難いものでした。日本の官僚は、国民を騙さない優秀な人材と思っていましたが……。とても残念です。

病院改革
――病院機能評価は全職員の自信に

私が病院長をしていた大学病院は、当時八〇年という歴史を持つ病院でした。五年間の在職でしたが、職員全体で、必死に病院改革をしてきました。

そして同時に、病院が持つ歴史に、自信と誇りを持っていました。結果、日本の大学病院では、三番目というスピードで「病院機能評価」を取得しました。

病院機能評価の認定料は、決して安いものではありません。

しかし、私は、病院機能評価を取得する自信がありました。そして取得が、必ず、病院全体の質の向上になると信じていました。

病院機能評価を取得するには、職員全員の参画が必要でした。しかし、教育や研究の最前線である医師からの協力は消極的なものでした。大学病院であるが故の、日常業務の忙しさが理由だったのです。

そのような中で、看護部や事務は、献身的に頑張ってくれました。業務の延長と考えてくれたのか、遅くまで書類整理、掃除等々……頭が下がる思いでした。

その結果、一回の審査で認定書を頂くことが出来たのです。

病院機能評価は、それぞれの項目に、評価点数が記載されています。

たとえば、看護部門の理念の周知には、最高評価の五点が与えられていました。一方、他の項目の評価は低く、四点以下でした。

したがって、改善するべき点が分かり、今後の取り組みの目標となったことは、大きな成果でした。

認定が、全職員の自信となったのは言うまでもありません。

活力ある組織とは
——患者さんであふれる病院は事務長が要

松下電器、現在のパナソニックホールディングスを一代でつくり上げた松下幸之助のリーダー論は意表をついています。

1　愛嬌
2　運が強そうなこと
3　後ろ姿

「この三つを備えていると、成功するのだ」

このように松下幸之助氏は述べています。

1と2はすぐに分かりましたが、3の「後ろ姿」は難解でした。無防備であり、そして穏かで、翳りのある姿こそが人の関心を引き寄せるのだと言います。

組織は、人の集団です。

一人ひとりが、受身の指示待ちでなく、それぞれが能力を発揮して動くことが重要です。

その時、組織は最も活力に溢れます。

自分で考えタフに行動する組織が、一番活力があるのです。

その意味では、リーダーがいなくても活力ある組織になっていくのが、真のリーダーの役割なのかも知れません。

そうだとすると、ポイントはリーダーその人でなく、調整役の人、つまり番頭さんです。

病院では、病院長でなく、事務長が要です。

事務長のしっかりした病院は、みな患者さんで溢れているのです。

コラム

強い組織づくり
――六人チームのピラミッドで

私は、松本深志高校時代に、友人とスキー同好会を作り、山岳スキーを楽しみました。

「山登りの遭難は、六人パーティが一番少ない」

そう聞いていたため、六人を目標に同好会に勧誘しました。結局は、五人で留まってしまったのですが……。

病院長の時も、この六人チームを実行しました。

質が高く強い病院の組織には、人材育成や、役割分担が必要となります。事務における課や、診療科における科など、組織構築するときには、この六人チームを編成し、ピラミットを構築していきました。

なぜ六人チームだったのか？

六人が最もコミュニケートしやすい人数だからです。効果的にコミュニケートできる六人チームでの組織編成こそが、強い組織構築のポイントなのです。

しかし、入院患者さんに対する看護師さんの数は、厚労省で定められています。多ければ多いほど良いのは、間違いありません。その一方で人件費は大変です。

現在、厚労省は、入院患者さん七人に対し、看護師さん一人という、七対一に入院加算を行っています。看護師さんの病院経営の役割が増していっています。

このことにより、看護師さん不足となり、看護大学も増えました。

看護師協会も、もう少し頑張り、六対一になれば、山岳遭難と同じく、もっと医療事故が少なくなるのでは、と思う次第です。

5章

アートと医

音楽や絵はコミュニケーションの場として病院の強みになる
――医療は医術と芸術のミックス

医術［l'art medical］という言葉には、芸術［art］が含まれています。紀元前の古代ギリシャ時代に、医聖といわれるヒポクラテスが「医はアートである」と述べています。芸術の中には医術も包括されるということです。単なる医術、スキル、職人感覚だけでなく、芸術のセンスも医療人には必要なのです。

医療経営の成功者は、みな芸術センスをお持ちです。

私が尊敬している理事長先生は、経営センスはもちろん、芸術センスもお持ちの方々です。

「旧松岡医院」も、大正一三（一九二四）年に祖父が建築の粋と財を費やしました。

中世ヨーロッパの病院ホスピタルの原点は、僧院医学です。

ホテルの語源は、ラテン語で「旅人・客・宿主」を意味する［hospes］ですが、これから分かれて生じたものが［hospitalis］です。［hospitalis］という言葉は、「宿泊所」を意味します。

　ホテルからホスピタルということで、今でもヨーロッパの病院はすばらしい歴史のある建物です。

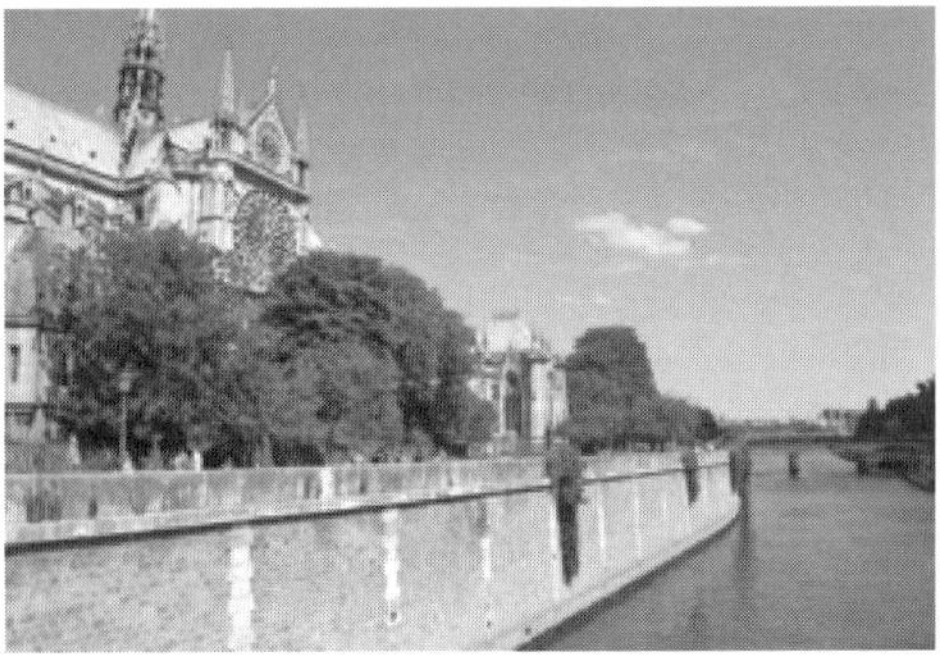
ノートルダム寺院裏側とセーヌ川
「ノートルダム寺院は裏側の情景が立体的で美しい」パリ在住の友人、桜庭優画伯がおっしゃっていたのを思い出します。（著者撮影）

　四年間のフランス留学時代、絵と音楽を楽しめたことが最大の収穫でした。

　ジュネーブのＷＨＯ本部就職やノーベル賞を目指すという夢は叶わずでしたが……。

　病院院長時代は、廊下に美術サロンをつくり、職員で「五臓六腑」というジャズバンドを結成して院内で演奏会を開催しました。

　音楽や絵などの芸術は、患者さんや地域住民にコミュニケイト出来る場所を提供することが可能となるので、病院の強みとなります。

高度な意思決定は直観的、感性的なもの
――美意識「アート」が「サイエンス」を育む

医師の仕事はいずれ、人工知能に取って変わるようになる、と主張する人は少なくありません。

確かに、画像診断などに関するビックデータを蓄積したＡＩに対して人間の診断能力は到底及びません。

しかし、本当に必要なのは、診断する際の「観察眼」であり、患者さんの訴える声のトーンや仕草や表情から、ヒントを得て、疾患を洞察する力なのです。

それが出来るのは、ＡＩではありません。

人間の医師にしか出来ないことなのです。

では、その感性は、どのようにして磨けば良いのでしょうか？

医師になる人物は、おそらく偏差値七〇を超える東京大学医学部をはじめ、偏差値の高

い秀才でしょう。

「偏差値は高いが美意識は低い」という人たちが医師になった場合には、人間性の薄い、それこそ眉一つ動かさない医師になってしまいます。

ある論文にノーベル賞受賞者は、一般人と比較した場合二・八倍も芸術的趣味を保有しているる割合が高いと書かれています。

また、高度な意思決定は、直感的、感性的なものであり、絵画や音楽を「美しいと感じる」のと同じ能力を使っていると言われています。

西洋のエリートたちは、音楽・演劇・衣装などの美意識が集約したものとして、オペラを嗜みます。

日本では、歌舞伎がオペラ以上の位置にあるのではないでしょうか。生け花の草月流師範であった母に連れられて見た「娘道成寺」の舞踊りは、美意識が集約されたものとして、今も脳裏に焼き付いています。

そのため、今でも、折に触れ歌舞伎座に足が向いてしまうのです。

音楽のように美しい人柄は存在する
――中学、高校同窓の天才磯山雅君（音楽学者）を失って

信州大学付属松本中学校の同級、松本深志高校でも一緒だった磯山雅君《ただし》は、国立音楽大学教授であり、バッハ音楽研究の権威でした。

二〇一八年二月、彼が亡くなり、告別式に参加しました。

一月末に雪で足を滑らせ、後頭部を打ち、近くの病院のＩＣＵに入院していました。お見舞いに行きましたが、打ち所が悪かったためか意識がなく、バイタルサインも極めて悪く、厳しい状態であると思いました。

そのうち奇跡が起き、「松岡君、ワインを飲もう！」と声を掛けられることを期待しましたが、帰らぬ人となってしまいました。

中学時代、彼の成績は常にトップであり、左脳はダントツに優れていました。

高校時代は音楽を愛し、右脳の感性は天才でした。

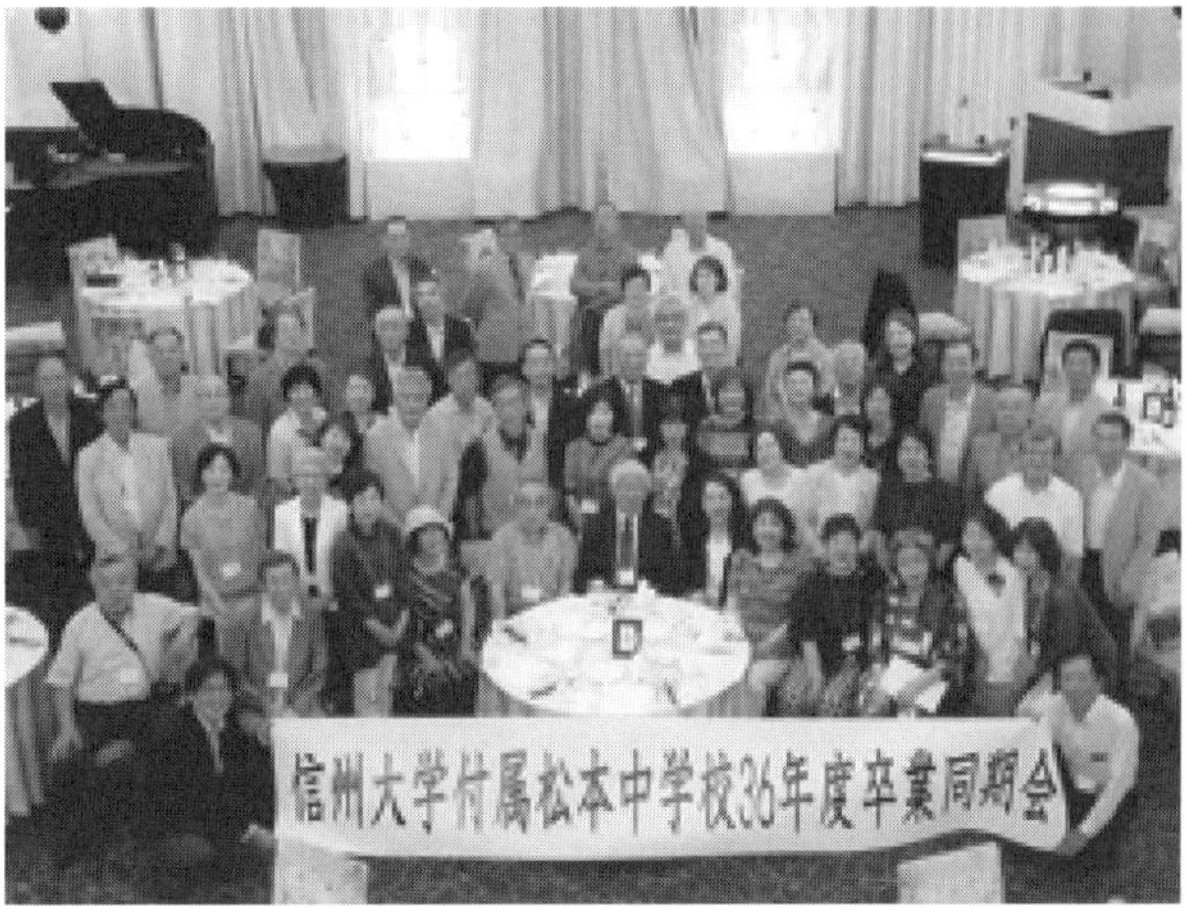

写真中央の白髪スーツ姿が故磯山雅君

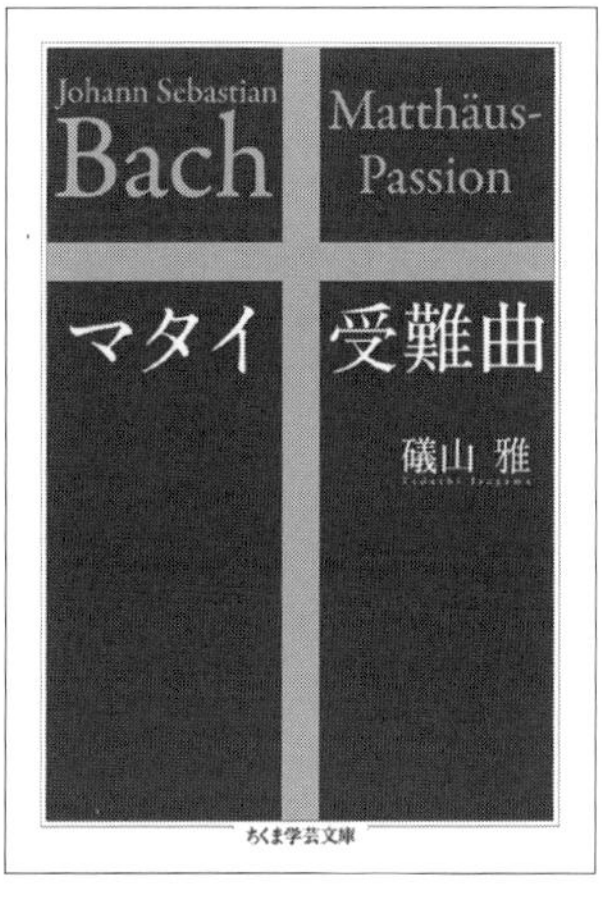

磯山雅著（2019）
ちくま学芸文庫

我々、幼馴染の誉れでした。

東大の学生時代に美学を学び、音楽学者になった後は、たくさんの人々に音の楽しさを分かち、心を揺さぶる感動を与えてくれました。

彼の話す言葉、立ち振る舞い、笑顔、細やかな人柄。それは、音楽のように美しく、美そのものでした。

しかし、一瞬のうちに、美しく散ってしまいました。

磯山君、我々に心細やかな楽しい思い出をありがとう。

さようなら。

天空の音楽会での感動
——雲海の霧に包まれピアノ曲で故人を偲ぶ

二〇一七年に続き、二〇一八年も小児のためのサマーキャンプに、ボランティアドクターとして参加しました。

奥軽井沢で開催された天空の音楽会で、世界的な天才ピアニストである仲道郁代さんのピアノ演奏を拝聴しました。

演奏曲は、ショパン幻想即興曲「嬰ハ短調」とベートーヴェン「月光」等でした。

海抜二〇〇〇mでこのような素晴らしい演奏を聴けるとは……。

最高で、天にも登る感動を覚え、幸せなひと時でした。

と同時に、二〇一八年の冬、事故で天国に逝ってしまった、音楽学者の天才磯山雅君を思い出しました。

ショパンのプレリュード四番ホ短調、そして、プレリュード二〇番ハ短調の演奏の時には、ピアノの奥に窓越しから見える雲海と、そこから上がってくる霧に包まれて、彼と再会出来たように感じ、涙を抑えられませんでした。

Ｊａｚｚは言語の違う人々のコミュニケーションツール
――患者さんから趣味の演歌録音ＣＤを頂いて

患者さんから、素敵なものを頂きました。

ご自身が歌われた演歌カラオケＣＤです。

お世話になったということでしたが、このようなプレゼントは初めてでした。病に冒されながらも、素晴らしい哀愁の曲を歌い上げられています。ＣＤを聞きながら書いた原稿が、涙で滲んでしまいました。

私は大学生時代からＪａｚｚが好きで、Ｊａｚｚを演奏することが趣味ですが、演歌も嫌いではありません。

かつて、演歌歌手の方の医療コンサルタントをしたこともありましたが、ＣＤを頂いたのは初めてのことでした。

Ｊａｚｚは、アメリカ合衆国でいうところの演歌です。

特に、合衆国の建国の際には、言葉の違う人々のコミュニケーションに、Ｊａｚｚが大いに役に立ったのです。

映画『ラ・ラ・ランド』（二〇一七年ポニーキャニオン／ギャガ）ではＪａｚｚの話がたくさん出てきます。Ｊａｚｚ愛好家の感性をくすぐる、本当に素晴らしい映画でした。アカデミー賞候補になりながら、なぜ受賞することが出来なかったのか今でも腑に落ちません。

始めるのは今からでも遅くない
――映画『ボヘミアン・ラプソディ』を観て

川崎には、日本有数の音響システムが設備された映画館があります。
そこでクイーンの『ボヘミアン・ラプソディ』を観ました。
音楽が素晴らしいのはもちろんですが、ストーリーにも感銘を受けました。
音楽に夢中になっているフレディ・マーキュリーに対し、親は「世の中の人のために勉強しなさい」と言います。そして、彼の親は、フレディの伝説の難民コンサートを聴いた時に、音楽を通して、息子が世の中に貢献していることを知り感謝します。

私も、医学生時代に、学生運動とジャズバンドに夢中になり、一時勉強そっちのけで、荒廃した学生生活を送っていました。

松本から、母がよく上京して、掃除や洗濯をしてくれました。私は、そんな母に、「どんな社会人になってしまうのか」と心配をかけていたのです。母も、映画のフレディの親と同じであったと想像します。

帰りの汽車「あずさ」の中で、母は、いつも私を心配して泣いていたと、あとから聞かされました。

今でもなお、レム睡眠の時にうなされて起きるのは、母に怒られている夢がほとんどです。

現在では、私もやっと子育てが終わりました。

今からでも遅くない。医者として、教育者として、フレディやクイーンのように世のため人のために、生きなければならないと思っています。

音楽映画で久し振りに感動しました。

作品を描きたい気持ちが病気の回復につながる
――画伯は皆さんお元気

ある総合病院で油絵の作品を拝見している、女子美大名誉教授の金山桂子先生が、転倒して頭部を打ち、脳神経外科に入院されました。

親友の磯山雅君が、雪道で転倒し頭を打ってこの世を去ってしまいました。それ故に、転倒した金山先生のことも大変心配しました。

幸い大事に至らなく、みるみるお元気になり、胸をなでおろしています。

先生の素晴らしい作品は、明るく透明感があり、生命力に溢れています。

そんな作品を描きたい気持ちが、病気の回復に繋がっているのだと思います。

生き方が身体に及ぼす影響は、極めて重要であり、名医シンドラーの実践心理学でも述べられています。

かつて、パリ大学に留学した時、数名の画伯と友達となりました。

皆さん人柄が良く、明るく生命力に溢れていました。

美しい作品をたくさん残したい心理が、健康な身体となるのでしょう。

ステージの感動は日々の鍛錬に支えられている
――日野皓正東北復興祈念チャリティコンサートを聴いて

二〇一八年一一月一〇日、いわき明星大学の講堂にて、日野皓正東北復興祈念チャリティコンサートが行われました。

このチャリティコンサートは、いわき明星大学の理事長の素晴らしい英断により開催され、大盛況でした。

私は一九七〇年頃から日野皓正さんの大ファンであり、ジャズが大好きになったきっかけのお一人でもあります。

私の医学生時代は、インターン闘争や学生運動の真っ只中でした。学生運動により捕まってしまうと、特別奨学金が剥奪されるため、デモは緊張感のあるものでした。

デモの帰りには、必ず新宿にあった「ピットイン」というジャズ喫茶に立ち寄りました。逮捕されなかった安心感から、貪るようにジャズライブを聴くためだったのです。その場のスターは、いつも日野皓正さんであり、そんな天才に憧れたことが思い出されます。
それからは、学生運動に嫌気がさして、ジャズ関連のアルバイトに明け暮れました。

冬は苗場の「プリンスホテル」、夏は伊豆下田の「東急ホテル」などで、バンドボーイや前座として、アルトサックスを吹きました。夜になると、銀座の「クラブ コスモ」で、バンドボーイ兼、黒服バイトでした。

最も楽しかった思い出は、二年生の春休みの演奏旅行です。

ドラムの石丸 新君（外科医）、ベースの川崎 了君（皮膚科医）、ギターの藤井浩二君（精神科医）この四人のメンバーで、石丸君の実家である愛媛県の松山へ演奏旅行に出掛けました。

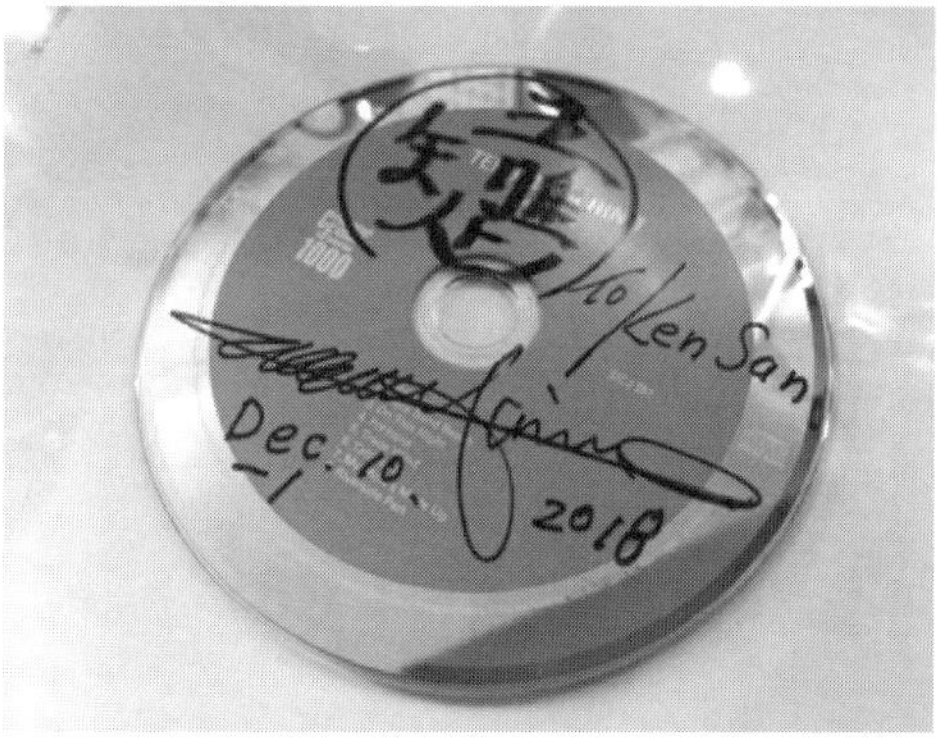

日野皓正さんのサイン

ジャズ喫茶では、人気がないため、お客さんが入らなくて稼ぐことが出来ませんでした。最後には、奥道後温泉のいかがわしいスナックで演奏したことが、走馬灯のように思い出されます。

あの時もっと演奏が上手で、お金がたくさん稼げていたら、メンバー全員、医者にならなかったかも知れません。

ちなみに、天才日野皓正さんは、日々、有酸素運動、筋トレを欠かさないそうです。それにより、心身共に鍛えて強力な肺機能を維持していると伺っています。

チャリティコンサートの際に、日野さんのサインを頂きました。この、「吾唯足知」の四つの「口」を活用したサインは、私の一生の宝物となりました。

いくつになっても師に学ぶ
――ジャズ アルトサックスの師匠 菅野浩先生の素晴らしさ

二〇一七年、縁があり川崎医師会ＪＡＺＺ同好会に入りました。

同好会は、大変レベルが高く伝統があり、既に通算一八回の定例会が催されていました。

代表者は精神科医で、プロのボーカルとしても活躍されています。

ベースは耳鼻科医で、時々ライブをされています。

お二人とも、医者と演奏家であり、天は二物を与えたと思えるほど素晴らしい方々です。

私自身も大学時代にジャズをかじり、アルトサックス奏者を夢見ていました。

医師になってからは、たまに病棟慰問で演奏するくらいで、すっかり、ご無沙汰していました。

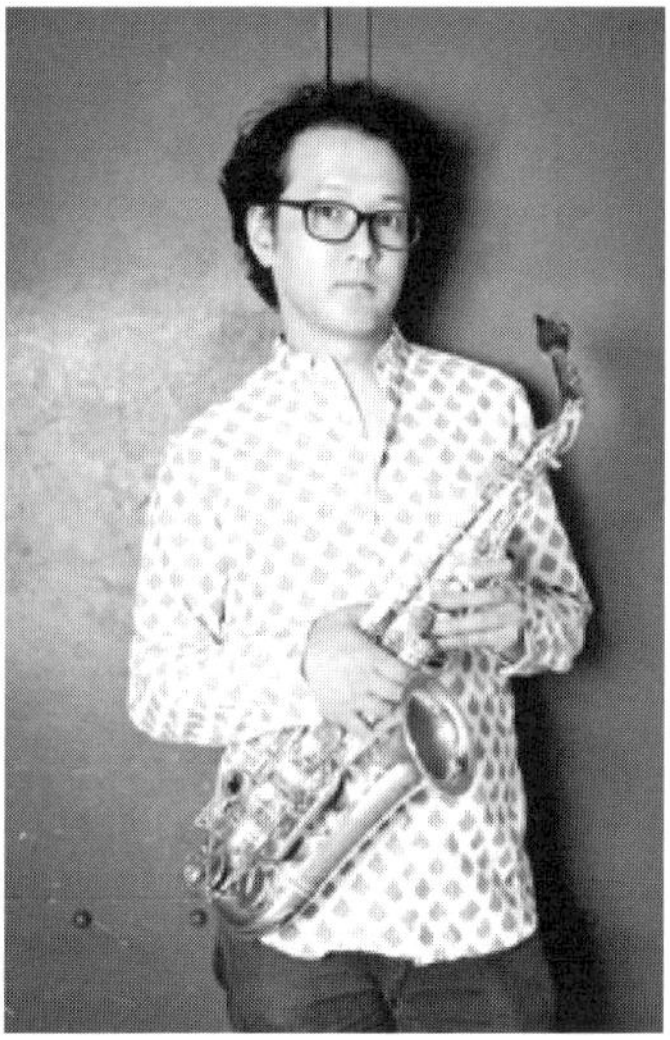
菅野　浩先生

同好会入会を機に、皆さんについていけるよう、プロの先生を紹介していただきました。
その先生が、菅野　浩先生です。
先生は、第一線で活躍されており、日本で三本の指に入るアルトサックス奏者です。
既に、数回レッスンを受けました

が、私自身はと言いますと、素晴らしいレッスンにも関わらず、なかなか上達出来ず、出来の悪い生徒です。

先生のライブは、時々拝聴しています。

ニックネーム「ポール」の如く、世界的アルトサックス奏者のポール・デスモンドとそっくり、いや、それ以上であります。

横浜でのライブでは、心が揺さぶられるような感動を覚えました。

世界遺産の焼失は人類の軌跡の喪失
――ノートルダム大聖堂「我らが貴婦人」の焼損

二〇一九年四月一五日、世界遺産、パリのノートルダム大聖堂で大規模火災がおきました。Notre-Dame（ノートルダム：我らが貴婦人）の美しい尖塔と中央の屋根が失われてしまったのです。

私にとってパリは、留学時代の思い出が残る地です。

四年間のうち、後半の二年間は、ノートルダム大聖堂の目と鼻の先にあるオペラ座の裏に住んでいたので、よく遊びに出かけたものです。

ノートルダム大聖堂は、シテ島という島に建てられています。

ここは、セーヌ川の中州で、中世文化が芽生えた場所でもあります。

その中でも、僧院から発祥した世界最古のオテル「デウ病院」があり、美術関係では、一七世紀のパリに最初に建てられた国立高等美術学校「エコール・デ・ボザール」もあります。

音楽、舞踏では、パリ国立高等音楽・舞踏高等学院「コンセルバトワール・パリ」があり、友達の日本人留学生が集まっていたので、よく安くて美味しいワインを飲み交わした場所でした。

近くにあるノートルダム大聖堂は何度となく足を踏み入れました。

作家ヴィクトル・ユーゴーの作品『ノートルダム・ド・パリ』でも有名な建築ですが、中に入ると、ステンドグラスで出来ている「バラの窓」からこぼれる光は、何とも言えない輝きを見せていました。

イスラム文化からの影響が強い唐草模様のアラビア風装飾は、ゴシック様式建築の粋を

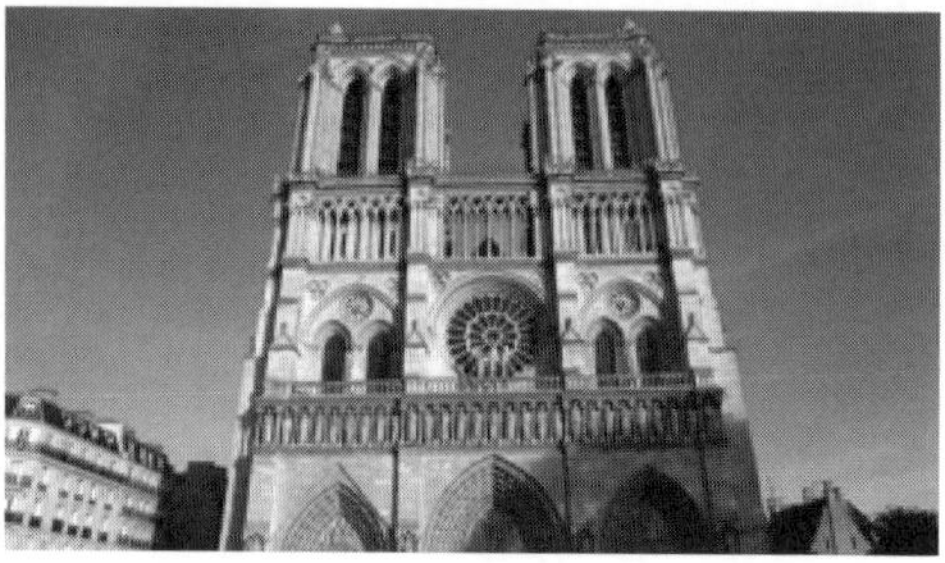

ノートルダム寺院

極めたものです。

その上、響き渡るパイプオルガンのバロック宗教音楽は、世界の人々に、多様性に満ちた美の感動を与え続けてきました。

幸いにして、パリ消防士の文化遺産優先の消火活動により、多くの損傷は免れたようですが、もし米国トランプ大統領推奨の空中消火でもしていたら……デリケートなゴシック建築の外壁まで崩壊してしまっていたでしょう。

いずれにしても、再建はされるでしょうが、復元されるのはレプリカです。ノートルダム大聖堂の火災は、単に世界遺産を失っただけでなく、人類の軌跡を失ったことになります。

返す返す残念で仕方がありません。

自然の風景と音楽の動画サイト
――Nel sogno 108

平成二一（二〇〇九）年、東京医科大学茨城医療センターの診療報酬問題で、私はセンター長（監督責任者）としてご迷惑をおかけしました。しかし、その後民事裁判にて冤罪が晴れ、大学側と勝訴並みの和解をしました。

しかし、和解までの約五年間、冤罪の汚名を着せられた私はうつ状態にあり、睡眠障害をおこしていました。

私を睡眠障害から救ってくれたのはYouTubeのNel sogno 108（https://www.youtube.com/@Nelsogno108/featured）でした。

このNel sogno 108のサイトを運営しているのは、写真の趣味が高じてYouTubeを配信するようになった信州松本の幼馴染です。

国内をはじめ世界中を旅する中で、一四年前から始めた写真撮影がきっかけだそうです。

一〇年前から、撮影した自然の風景に自ら弾くピアノ音楽をつけて配信しています。

画像と音楽の動画によるヒーリング（心の癒し）は心身のリラクゼーションにつながり、睡眠障害に効果があります。

この動画サイトのおかげで、私は依存性の薬であるベンゾジアゼピン系の睡眠薬リーゼやマイスリー等から離脱できました。

私にとってNel sogno 108は睡眠薬代わりであり、心の安定と日々の活力を得ています。睡眠時無呼吸症候群（ＳＡＳ）で睡眠障害の患者さん一〇〇名近くにもNel sogno 108のサイトを紹介し、効果をあげています。

動画の視聴による睡眠障害へのアプローチは、精神科領域では近代的芸術療法とも言えます。

精神科分野における日本の芸術療法の第一人者は、俳句・和歌の前東京医科大学精神科主任教授の飯森眞喜雄先生です。東京医科大学の主任教授仲間として尊敬していますが、飯森先生も信州松本の出身です。

信州松本はアルプスの山々に囲まれて極めて自然が美しく、幼少時代に育った方は日本有数の芸術家になっています。

広告写真家の白鳥健太郎先生も信州松本出身です。

Nel sogno 108

コラム

松本平から仰ぐアルプスはインフルエンザの妙薬
――信州の雄大な自然

私は、呼吸器内科医として、毎年多数のインフルエンザ患者さんを診ています。それにもかかわらず、インフルエンザに、私自身は罹ったことはありませんでした。

しかし、二〇一八年の年末に罹ってしまいました。それは、しばらく墓参りをしていなかった罰であり、そのためのインフルエンザ罹患だったのではないでしょうか……。

家族をはじめ、皆々様に迷惑をかけないため、信州松本の実家にこもって、コンビニ生活となったのです。

昔の一人生活と違い、コンビニの食事のお陰で、体力は見る見るうちに回復しました。

実家には、江戸時代の文政元年に建てられた蔵を改築した書斎があります。そこで、本を読み漁り、書き物に没頭していました。

よく、作家や美術家は田舎のアトリエに立てこもり、大作に取り組むと聞きます。信州松本は、ネオンの誘惑もなく、救急連絡もない土地です。

同時に、雄大な自然に触れた五感から引き出される英知による部分が多いのだと思います。

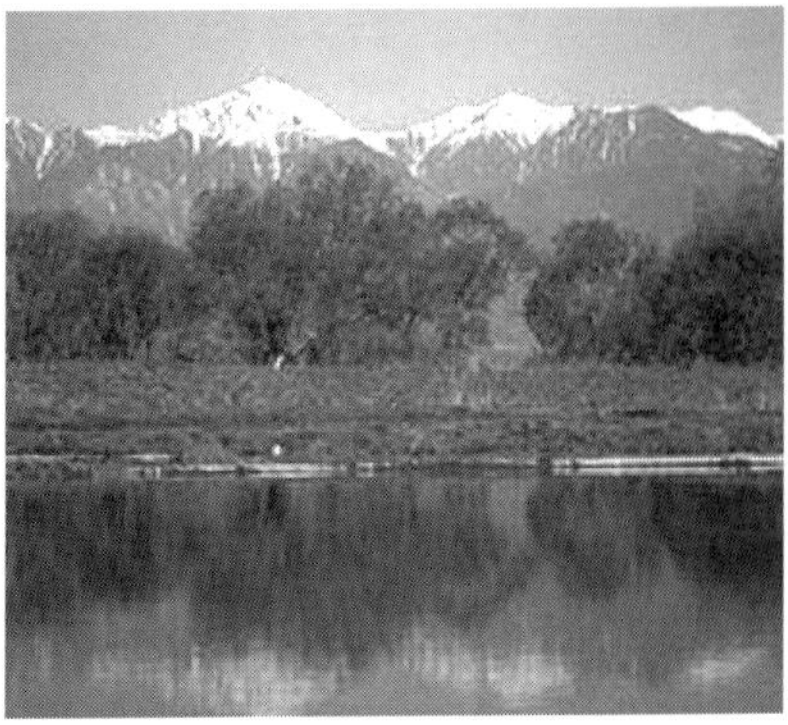

北アルプスの常念岳

それ故、人は田舎に出かけるのでしょう。

やはり、松本平から仰ぐアルプスは雄大で、インフルエンザの最大の妙薬でした。

6章

人生一〇〇年時代　健康寿命の心得

一〇〇歳人に共通する健康習慣
――健康寿命を延ばす

二〇一〇年にダン・ビュイトナー博士により、『ブルーゾーン』が紹介され、ベストセラーとなりました。

一〇〇歳以上の長寿者が、局地的に多い地域を「ブルーゾーン」と呼びます。

世界で「ブルーゾーン」と呼ばれる地域は四つあります。

①日本：沖縄

近年沖縄は平均寿命が低下し、沖縄クライシスと言われています。

②イタリア：サルデーニャ島のバルバキア地方

③アメリカ：カリフォルニア州のロマリンダ

④中米コスタリカ：ニコジャ半島

二〇二二年の第二版では五番目の地域としてギリシャのイカリア島が付け加えられてい

ます。

これらの地域は文化も歴史も違います。それなのに、なぜこれらの地域には長寿者が多いのでしょうか。

ダン・ビュイトナー博士はこれらの地域に住む一〇〇歳の人に共通する九つのルールを述べています。

食事関係では次の三つがありました。

①腹八分目で摂取カロリーを抑える
②植物性食品を食べる
③適度にワイン、ビール等を飲む

健康を維持するには、「食」が最も重要なファクターです。

残りの六つは次の通りです。

④適度な運動を続ける
⑤はっきりした目的を持つ
⑥人生をスローダウンする
⑦信仰心を持つ

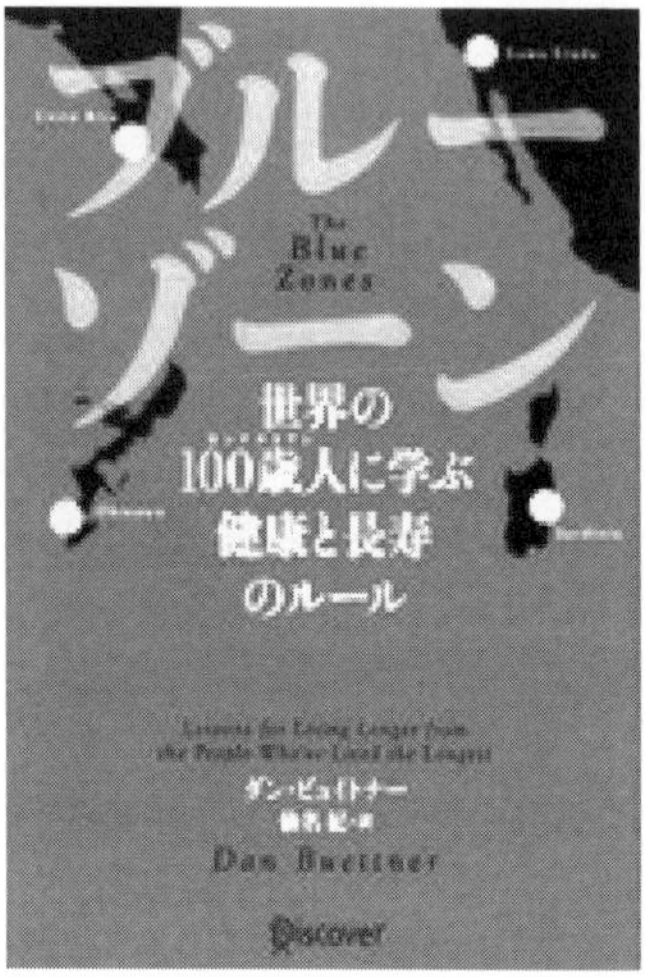

ダン・ビュイトナー著（2010）
ディスカヴァー・トゥエンティワン

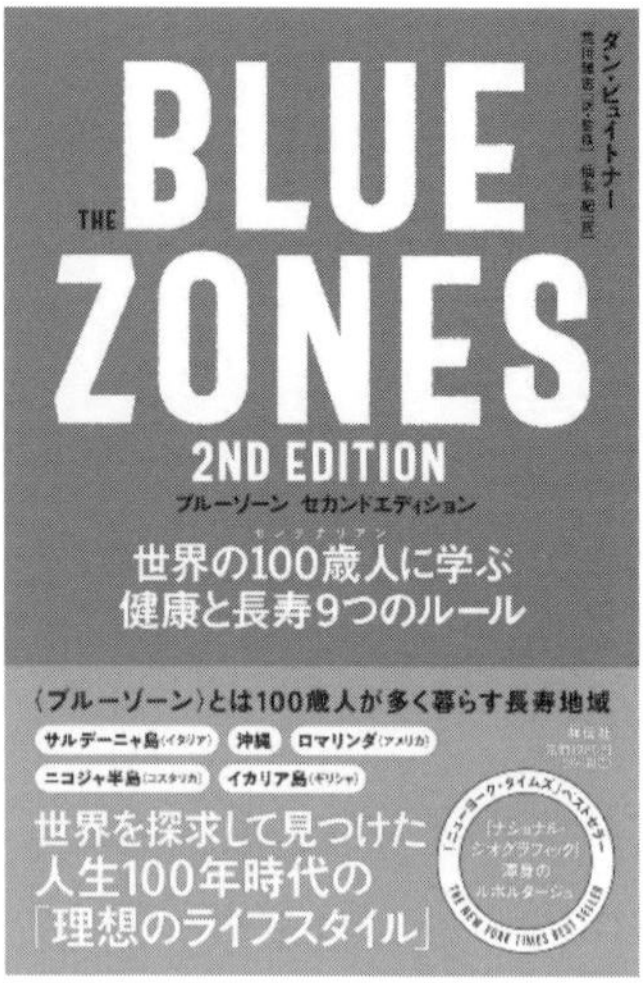

第２版
ダン・ビュイトナー著（2022）
祥伝社

⑧家族を最優先にする
⑨人とつながる

このルールの方程式を解くと、健康の要である「免疫力を高めること」に答えはあります。

自然に日常生活に取り込まれ、数千年に渡って培われた知恵が、長寿に繋がっているのです。

(故)日野原重明先生に学ぶ
――心身ともに健康で社会貢献できる「新老人」に

施設や病院では、高齢者を大事にし過ぎて、上げ膳据え膳をしています。これが、運動能力をダメにしている可能性があります。

やはり日頃から、運動や栄養、休養（睡眠）に関心を持つことが大切です。健康に留意することにより、結果として健康寿命が得られるのです。

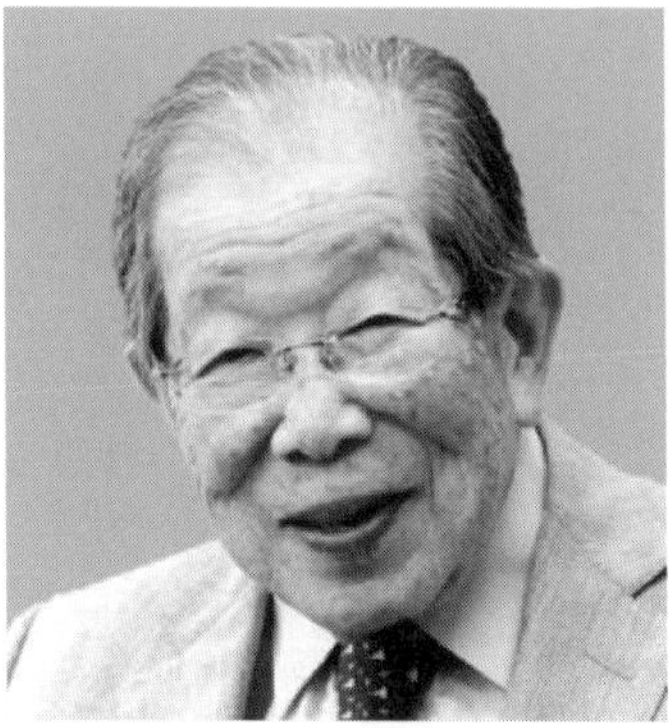

恩師（故）日野原重明先生の笑顔

二〇一七年七月に、前聖路加国際病院名誉院長の日野原重明先生が一〇五歳で永眠なさいました。亡くなる数カ月前まで現役の医師として診察を続け、生涯現役を通されました。

私は、日本医学教育学会の理事会でご一緒させていただきました。尊敬する先輩医師のお一人であり、個人的にもご指導賜りました。

日野原先生は、六五歳以上ではなく七五歳以上を高齢者と位置付けていました。そして、心身ともに健康で、十分に社会貢献できる人を「新老人」と呼んでおられました。

「六五歳で引退はとんでもない」とよくおっしゃっていたものです。日野原先生をはじめ、新老人は、生涯現役なのです。

一〇〇歳に到達するには、遺伝子因子と環境因子の両方が関わっています。この環境因子が長寿に重要なのです。

沖縄県は、世界の一〇〇歳人が多い四地域長寿ブルーゾーン（ダン・ビュイトナー著）

に数えられていました。しかし、「県外に移住している沖縄県人」は沖縄に住んでいる人ほど長命でなく、環境因子が作用しているのです。

一方、遺伝子因子は長寿に決定的な影響を与えています。予め自分の遺伝子を知って、それに合わせた生活習慣を作ることが、長寿の近道と言えるでしょう。

今後、「遺伝子外来カウンセリング」は、重要となってきます。

日野原先生も、若い時に一年間の結核闘病生活を乗り越えた経験から、環境因子の重要性を訴えていらっしゃいました。

先生が九五歳のとき、お食事をご一緒しました。一五〇gのステーキをぺろっとたいらげ、「美味しかった」とおっしゃった笑顔が今でも忘れられません。

予測できない環境を乗り切るために
――五感を磨いて

人間は、生まれてから早春期までは、左脳よりも空間認知優位の右脳が発達します。そして、両親や兄弟への愛情が、芽生えます。

思春期を過ぎると、言語優位の左脳が発達し始めます。理屈っぽくなり、親離れして、成人になっていきます。

右脳は感性を司り、左脳はロジカルシンキングを司ります。

その後、「感性」右脳と同時に「論理」左脳が、バランスよく発達していきます。一般的には、定年退職までの予測可能な社会では、右脳左脳をバランスよく使い、生活します。

しかし、現在は、人生一〇〇年の時代です。

定年後には、予測できない厳しい時代がやってきます。

年金生活は崩壊し、雇用もままならない時代が、すぐそこにあるのです。

予測できない環境を乗り切るためには、左脳主体のロジカルシンキングではなく、右脳を働かせて、直感的、本能的、感覚的な判断が必要になります。

まさしく、人間が感覚機能として持っている「五感（視覚、聴覚、嗅覚、味覚、触覚）」を磨き、第二の人生に舵を切って行くことが必要なのではないでしょうか。

五感は、実践心理学でも重要視されています。

米国で誕生したＮＬＰ（Neuro Linguistic Programing：神経言語プログラミング）は、

言語と神経の相互作用を中心に、行動や思考を改善するプログラムです。五感は情報処理やコミュニケーションにとって重要な要素として位置づけられています。オバマ前大統領もNLPを学んだといいます。

五感＝体験です。

私は、第二の人生を、予測できない環境の中でも、五感を磨き、仲間とのコミュニケーションを通して楽しんで働き、生きていこうと思います。

三六五日をどう生きるか　実践心理学その1
――病気の五〇％は心に起因する

『三六五日をどう生きるか』

これは、本の題名であり、米国のジョン・A・シンドラー博士著の一九五五年に刊行された本で、私の宝物です。

博士は、「精神」と「病気」に密接な関係があるとし、『こころと身体の法則』（PHP

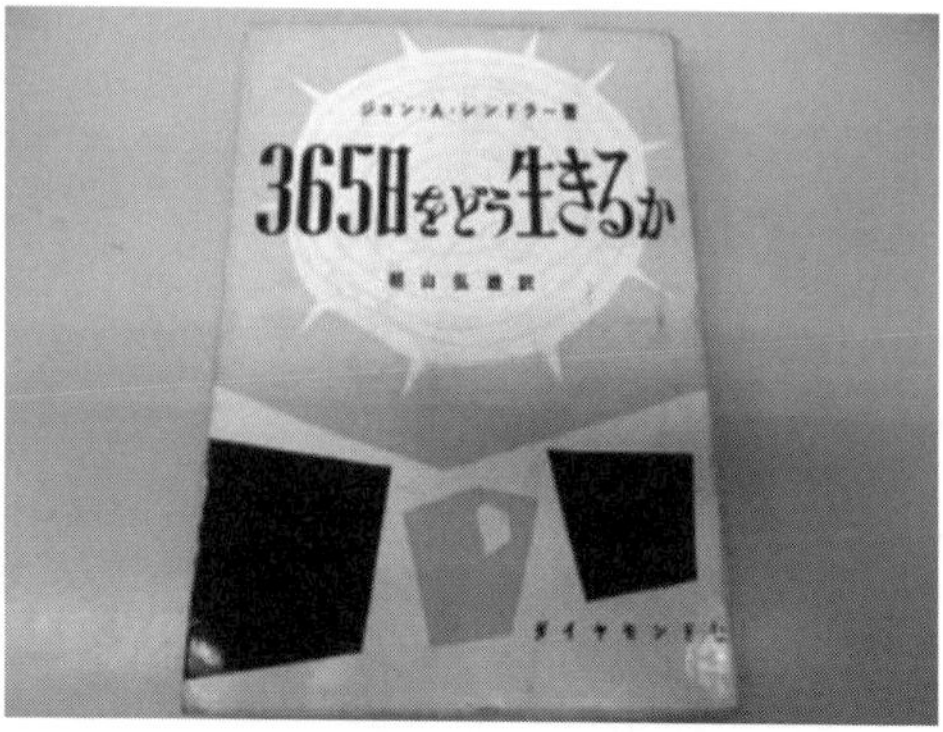

ジョン・AA・シンドラー著（1955年）
ダイヤモンド社

研究所　二〇〇四）の本とともに、私の実践心理学のバイブルとなっています。

私は若かりし頃、呼吸器内科の専門医として研究をし、たくさんの論文を書いてきました。しかし、研究論文が、臨床の現場で役立っているケースは少なく、むしろ、症例報告の論文の方が、多くの臨床医に読まれているのが現状です。

臨床において、身体症状とストレスは密接に関わっており、多数の疾患と関連しています。精神と病気が密接な関係にあることを、私は、日常の診療で多数経験しています。

一方で、今日まで、医学的根拠なしに、精神力の作用だけを主張することは「精神主義者」のレッテルのもとに排除・軽蔑され、一般的には承認されてきませんでした。

その上で、本書を紐解くと、実にたくさんの疾患が精神に関係していることが分かります。本書では、

「身体の病気の五〇％は心に起因する」

と述べられています。

私の専門である気管支喘息は、アレルギー疾患と体系づけられていましたが、現在は、細気管支の炎症ととらえられています。

喘息患者さんが訴える呼吸困難を、喘鳴（Stridor）と言いますが、これはギリシャ語の音を立てる、鳴るという意味で、ギリシャ時代から、気管支喘息患者さんが存在していた証です。

私は、気管支喘息は、ストレスによる生体反応であり、初期治療すれば高価な薬はいらないと思っています。

「こころと身体の法則」実践心理学その2
――ストレスは予想よりもはるかに強く身体に影響する

実践心理学について書かれた本の題名は、

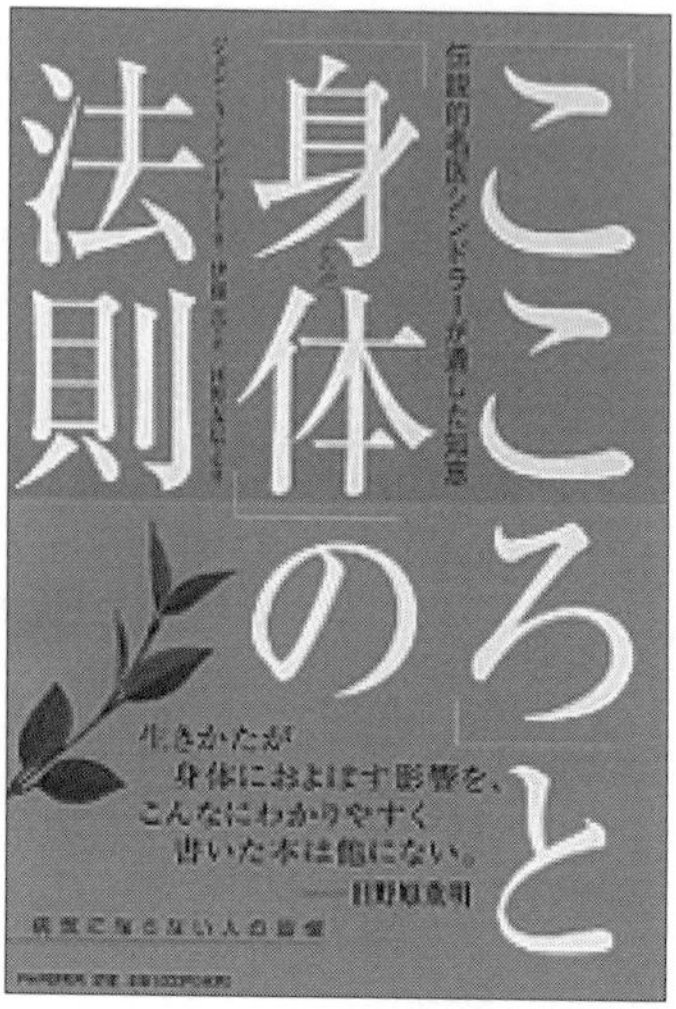

ジョン・A・シンドラー著（2004）
PHP研究所

『こころと身体の法則』

ジョン・A・シンドラー博士の著書です。

この本が書かれたのは、七〇年前の一九五四年です。

発売後、この本は一〇〇万部を越える大ベストセラーとなり、一三ケ国で翻訳され、出版されました。


現代でも、そのまま通用するこの本は、時代を超え、良いものは良いということを再認識させてくれます。

多くの病の原因は、ストレスです。

生物的・物理的・化学的・心理的・社会的ストレスを受けると、生体が反応して、病になるのです。

特に、心理的ストレスによる病の一番良い治療法は、生き方を変えることです。

不快な症状が出現し、その症状を何とかしたい場合は、心理的ストレスを生むような生き方と決別して、健康的な心を育てるしかないのです。

しかし多くの人々が、このことをよく認識していません。

大抵の人は、

「私は大丈夫」

そう考えています。

しかし、ストレスは、予想以上に、広く、強く、影響力を持っています。

身体の病気の五〇％は、心に起因します。

身体に何かの症状が見られたら、心理的要因が関わっている可能性が高いのです。

例えば、素敵な女性にお会いして一目惚れすると、顔が赤らみ、心拍数がたちまち速くなるといった身体症状が表れます。

仕事場で怒ると、血圧が上がり、時には脳出血を起こす人さえいます。循環器系にも影響を及ぼし、心臓発作を起こす人もいます。

怒りは死に直結する場合もあるのです。

部下を注意しただけで、パワハラと言われるような昨今ですが、興奮することは身体に悪く、良いことなど一つもないのです。

笑いは人間の特権
――笑うと免疫力が高まる

哲学・宗教者である故中村天風先生は、呼吸法道場で有名です。

中村先生は、「笑いは人間の特権」と述べられています。

人間は、人生において、努めて明るく、朗らかに、活き活きと、勇ましく、そう生きる努力を、実行すべきです。

人間の器というものは、窮地に陥ったときに、はかられるものです。人生は、波乱万丈ですが、どんな時でも、何があっても、笑い飛ばせるかに尽きます。

笑いには次のような効果があります。

1　酸素摂取量が増える

ストレスホルモンである、副腎皮質ホルモン、コルチゾールの分泌が減り、ストレス刺激が鎮まります。

2　セロトニン（神経伝達物質）の活性化を促す

セロトニンは脳内の神経伝達物質です。人間の攻撃性と関連があり、ごくまれに過剰になると興奮し暴力的になる場合があります。不足した状態では、うつ病・パニック障害・接触障害などの心の病気と関連します。笑いはこのセロトニン神経の活性化を促します。

3　副交感神経優位になり、リラックスする

自律神経には交感神経と副交感神経があります。ストレスが高まると、交感神経が高まり、アドレナリンが噴出し戦闘態勢になります。

笑うことで、スイッチが切り替わり、副交感神経優位になります。すると、安らぎや、安心感が得られるようになるのです。

4　血糖値を正常化する

血糖値は、ストレスにより上昇します。

笑いには、インシュリンを分泌させる遺伝子作用のスイッチをオンにして、血糖値を正常化する作用があります。

5　脳内モルヒネであるエンドルフィン、ドーパミンが出る

脳や脊髄、末梢神経で生産されるエンドルフィンは痛みやストレスを和らげるモルヒネのような働きをします。そのため、脳内モルヒネとも言われます。笑いによって、脳内にエンドルフィンが産生されます。

ドーパミンは喜びや快感をもたらす神経伝達物質です。笑いによってドーパミンが放出されます。

これらの神経伝達物質が大量に血液中に分泌されると、モルヒネの六倍以上の鎮静作用があると言われています。

6　免疫能が高まる

私たちの身体に入り込んだウイルスや細菌、毎日三〇〇〇～五〇〇〇個出来るという、がん細胞などの異物を排除してくれるのが、免疫細胞です。

免疫細胞にはたくさんの種類がありますが、がん細胞を直接排除するのがＮＫ細胞です。笑いは、このＮＫ細胞の活性を上げることが確かめられています。写真を撮る時のように、口角を上げて作り笑いをするだけでも、効果があると言います。

笑うと免疫細胞が活性化して免疫力が高まるのです。

7　笑うと情動「五感」を司る右脳が活性化される

笑いは、副交感神経を優位にします。仕事やストレスを抱えて、左脳を使っているような企業戦士に対して、リラックス効果があるのです。

笑うと身体に良いということが、医学的にたくさん証明されています。

異常環境下の生体反応
――効果的な遠心力による荷重力環境下のトレーニング

かつて、某大学の入学式で、素晴らしい先生とご一緒しました。ミュンヘンオリンピックの、競泳の一〇〇m平泳ぎで金メダルを獲られた田口信教先生(鹿屋大学教授・当時)です。

先生は、スポーツ指導者であり、異常環境における生体反応について、沢山の研究をされています。

特に、環境を変えたトレーニング、たとえば遠心力による加重力環境の中でのトレーニングは効果があるとおっしゃっていました。

私もかつて、信州大学では、高地性肺水腫の研究で低圧状態の研究、また、防衛医科大学校では肺機能研究、横須賀の潜水医学実験隊で高圧状態の研究、そして、立川にある航空医学実験隊では、加重力状態等における研究を行いました。

田口先生とこれらの研究についてお話ししましたが、あたかも先生が長年の共同研究者のように錯覚してしまいました。

帰路は、縁あってヘリコプターに同乗しました。

空の上で、今後の研究についての話が弾み、充実した夢のような一日となりました。

運動と脳
――適度な運動が脳を活性化する

運動をすると、脳の前頭前野が働いて活性化します。

前頭前野は、ワーキングメモリーに携わる場所です。

ワーキングメモリーとは、脳の働きの一つを指し、「作業記憶」あるいは「作動記憶」とも言えるものです。

人は、何か作業する際に、過去に経験した記憶を参考にしながら、複数のことを同時に行っています。

運動をしていると、前頭前野にて、脳活性化が行われます。運動して、活性酸素を増やすことにより、更なる代謝が促進されます。

脳科学研究の世界的権威者である久保田競先生（京都大学名誉教授）は、九〇歳になっても、京都の街をジョギングしておられました。

久保田先生の『脳活習慣』（海竜社　二〇一二年）には、

1　思い出す習慣は、前頭葉を使うので、習慣として良い

2　歌うことは、詞やメロディーを思い出すので脳活性化に良い

3　指を動かす作業は、前頭前野を使うので良い

など示唆に富んだことが記されています。

脳の萎縮は、六〇歳で始まります。

運動している人は、アルツハイマーになるのが遅く、運動により、短期記憶と長期記憶の仕分けを行う海馬の細胞が増えていきます。

食べものは、コリンを含むもの、たとえば地中海食、魚、豆、ワイン、オリーブが脳細胞に良いそうです。

適度な運動と良い食事が、脳を活性化するのです。

運動と脳
――想像を超える運動の恩恵

脳は、宇宙で最も複雑な構造物であり、脳は、自分そのものです。

人間は、誰でもうつ病になる可能性があります。

私自身も、意欲が湧かなくて、うつ状態になったことが何回もあります。

幸いに精神科病院に勤務経験がありましたので、抗うつ剤の怖さを知っていました。

そのため、抗うつ剤は服用しないようにしています。

三章の「精神疾患の治療にＥＣＴを」（一〇四頁）で『抗うつ薬の功罪』（デイビッド・ヒーリー著）をご紹介しています。

米国薬学会では、抗うつ剤を服用した三分一近くの人が、全く効果がないことが明らかになり、加えて、多数の副作用が指摘されています。

音楽や運動をすると、気分が爽快になることは知られていますが、その科学的根拠は明確ではありませんでした。

先日、かつての金メダリストである友人が、偶然にも、ある本を紹介してくれました。

その本は、『一流の頭脳』（アンダース・ハンセン著　サンマーク出版　二〇一八年）です。

精神科医である著者は、

「定期的な運動は、抗うつ剤に匹敵する効き目がある」

と述べています。

また、運動で気分のムラを九二％抑えられたとも言われています。

脳内には、最強の物資であるＢＤＮＦ（Brain-Derived Neurotrophic Factor・脳由来神経栄養因子）が存在します。

ＢＤＮＦは、脳細胞が他の物質によって傷ついたり、死んだりしないように保護する役目をしています。

脳を保護するには、このＢＤＮＦを増加させることが重要です。

1　有酸素運動により
2　ＢＤＮＦが分泌され

3　脳で新しい細胞が次々と作られ
4　それにより意欲の低下やうつを防ぐ

運動が、認知能力に強く影響し、創造性やストレスに対する抵抗性や集中力を改善させるのです。

一日三〇分は有酸素運動を続けましょう。

おわりに

二〇一一年に東京医科大学を辞した際、医療法人社団葵会理事長新谷幸義先生にお声をかけていただきました。以降、現在もなお臨床にたずさわっていられるのは、新谷先生のおかげであり、深謝しております。

また、週末には中野区江古田にある総合東京病院で新型コロナウイルス感染症の最前線で戦っています。病院長の渡邉貞義先生は、いつも早朝から遅くまでお仕事をしておられ、その患者様本位の姿勢には頭がさがります。

二〇二一年一月、首都大学東京名誉教授の実川敏夫先生が私の電子書籍『医道百景』をお読みになり感動したと、ご自分のブログ「デカルト／哲学入門」に感想を書いてくださいました。さらに、紙の書籍の出版をお薦めくださいました。実川先生が背中を押してくださらなければ、この本は誕生しませんでした。

電子書籍版を紙の書籍にするにあたり、私の五〇年余りの医師生活の原点である松岡家家訓心得とＯＳＣＥの関係に触れ、目次構成も変え加筆しました。私の志とその原点をたどる一冊となりました。

本書に登場する先生方をはじめ、今は立派な医師や看護師となられた東京医科大学等の学生さん、信州松本の同級生や地縁の皆さん、また、本書の出版に尽力してくださった方々に、この場を借りて改めてお礼申し上げます。そして、仕事を第一とし、苦境に立たされた時も私を支え続けてくれた家族に感謝します。

本書が多くの方々の手に渡り、医学教育や病院が置かれている状況が少しでも伝われば、望外の喜びです。医療に携わる方々が信州松本の赤ひげ、祖父松岡伊三郎のように、患者さんを大切にする医療人になられることを切に願っています。

二〇二四年　新春

松岡　健

実川敏夫先生のブログ「デカルト／哲学入門」

松岡 健　まつおか・たけし

医学博士。医療法人社団葵会 医療統括局長。総合東京病院 呼吸器内科。

長野県松本深志高等学校、東京医科大学卒業後、信州大学医学部第１内科医員。1973年信州大学大学院医学研究科博士課程入学。1974年から４年間フランス政府給費生としてパリ大学サンタントワーヌ病院研究助手ののち、８ヵ月間パスツール研究所に勤務。帰国後、81年信州大学大学院博士課程修了。

信州大学医学部第１内科医員を経て防衛医科大学校講師、東京医科大学内科学第５講座主任教授、東京医科大学茨城医療センター長の後、現職。

呼吸器内科専門医・指導医として活躍。日本呼吸器学会功労会員。日本呼吸ケア・リハビリテーション学会名誉会員。禁煙、睡眠時無呼吸症候群、新型コロナ後遺症など外来の最前線で治療を行っている。

著書に『STEP内科〈２〉感染症・血液（STEP Series）』（海馬書房）

『基本的臨床技能ヴィジュアルノート―OSCEなんてこわくない』（医学書院）

『呼吸器疾患ガイドライン―最新の診療指針』（総合医学社）

『医道百景』『コロナ戦争勝利法』（時事旬報）

『第19回 学会学術集会「Withコロナ時代のウーマンズヘルス」：シンポジウム講演』（日本ウーマンズヘルス学会）

『医者が教える新型コロナウイルス完全防衛マニュアル』（弊社刊）

等多数。

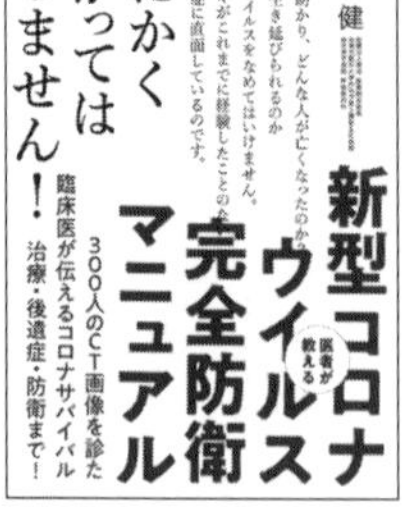

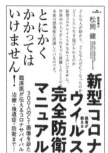

新型コロナウイルス完全防衛マニュアル
2022年 KKロングセラーズ刊

信州松本
赤ひげ先生心得帖

著　者　松岡 健
発行者　真船美保子
発行所　KK ロングセラーズ
東京都新宿区高田馬場4-4-18　〒169-0075
電話（03）5937-6803（代）
http//www.kklong.co.jp

編集協力　一宮一子
印刷・製本　大日本印刷（株）
落丁・乱丁はお取り替えいたします。※定価と発行日はカバーに表示してあります。
ISBN978-4-8454-2529-7 C0095 Printed In Japan 2024